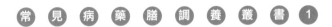

常見病藥膳調養叢書 1

脂肪肝

蕭守貴 編著

四季飲食

U0121269

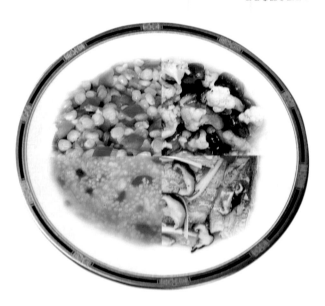

品冠文化出版社

國家圖書館出版品預行編目資料

脂肪肝四季飲食 / 蕭守貴 編著；. — 初版 —
— 初版 —臺北市：品冠文化，2003〔民92〕
面 ；21 公分－（常見病藥膳調養叢書；1）
ISBN 957-468-189-0（平裝）
1. 肝-疾病 2. 食物治療 3. 藥膳
415.53 91021930

遼寧科學技術出版社授權中文繁體字版

常見病藥膳調養叢書 ①

脂肪肝四季飲食

編 著 者 / 蕭 守 貴

發 行 人 / 蔡 孟 甫

出 版 者 / 品冠文化出版社

社 址 / 台北市北投區（石牌）致遠一路 2 段 12 巷 1 號

電 話 / （02）28233123 • 28236031 • 28236033

傳 真 / （02）28272069

郵政劃撥 / 19346241

E－ma i l / dah_jaan@pchome.com.tw

登 記 證 / 北市建一字第 227242

承 印 者 / 深圳中華商務聯合印刷有限公司

地 址 / 深圳市福田區車公廟工業區 205 棟

初版 1 刷 / 2003 年（民 92 年） 2 月

ISBN 957-468-189-0

定價 / 200 元

前 言

　　食療是在中醫理論指導下，經過千百年實踐而形成的獨特的理論體系，為歷代醫家所推崇，也為歷代百姓所應用。在科學技術高度發達的今天，人們仍喜歡用食療來調整人體的陰陽平衡，補充營養物質，達到防病治病的目的。然而，食療並非對人人有益，有的疾病與飲食關係密切，有的疾病則關係不大，而且藥膳是不可以亂用的。因為中國一年四季的氣候變化較大，中醫學認為，乾燥的氣候容易傷腎，偏熱偏寒的氣候容易傷心肺，多風或大風的氣候容易傷肝，寒濕或濕熱的氣候容易傷脾胃，所以，應根據氣候變化特點，擇時進行補益。但是，如何做到合理安排病人飲食，怎樣用藥食兩用的物品做成藥膳，則是擺在人們面前的難題。為了滿足廣大讀者的願望，我們組織這方面的專家，編寫了這套"常見病藥膳調養叢書"。

　　這套叢書包括《脂肪肝四季飲食》、《高血壓四季飲食》、《慢性腎炎四季飲食》、《高脂血症四季飲食》、《慢性胃炎四季飲食》、《糖尿病四季飲食》、《癌症四季飲食》七個分冊。均由臨床經驗豐富的藥膳專家編寫、製作。這七種書不僅介紹了疾病的防治常識、疾病與飲食的關係、四季飲食膳方以及常用防治疾病的食物和藥物。還詳細介紹了每款膳食的原料、製作方法、食用方法以及功效主治，並配以彩色圖片。從而突出了可操作性和有效性，可使讀者能夠準確地使用補益類中藥，正確地製作防病膳食，安全地擇時應用，有利於強身保健。

　　人人需要健康，人人渴望健康，但實現人人健康，重要的是要從自己做起，要養成健康的習慣，調整心態，平衡飲食，加強鍛鍊。願本書能為您的健康提供幫助，成為您生活中的朋友。

編著者

目　錄

一　認識脂肪肝

二　遠離脂肪肝

三　脂肪肝與飲食的關係

四　防治脂肪肝的常用藥物與食物

五 脂肪肝的四季飲食

春季飲食

冬季飲食

一 認識脂肪肝

1 脂肪肝是怎麼回事

　　脂肪肝是肝內積蓄脂肪比較多的一種現象，是一種比較常見的肝病。脂肪肝疾患過去在中國比較少見，近幾年來有迅速增加的趨勢，而且已成為肝纖維化和肝硬化的前期病變之一。

　　肝臟是人體重要的消化器官，對脂類的消化、吸收、氧化、分解、合成、轉化等起着重要的作用，並維持其動態平衡。在正常情況下肝臟只含少量的脂肪，約佔肝臟重量的5%～7%。有報道稱，正常成人攝入成分良好的膳食時，肝臟的脂肪含量約佔肝濕重的5%。而這其中的一半為中性脂肪（三酰甘油），其餘為鱗脂和少量的膽固醇。在某些異常的情況下，肝臟內的脂肪含量會有所增加，當其脂肪含量超過肝臟重量的5%，或在組織學上超過50%的肝實質脂肪化時，即稱之為脂肪肝。

　　脂肪肝可由肝臟本身的原因所致，是肝臟脂質代謝的結果，也有一些脂肪肝的發病原因是因其他疾病影響脂肪代謝所致。

2 形成脂肪肝的原因

　　脂肪肝的病因包括脂肪肝發生的條件（誘因）和導致脂肪肝的原因（致病因素）兩方面。在脂肪肝，特別是脂肪性肝炎和肝纖維化的發生過程中，機體的免疫狀態、營養因素、遺傳背景、生活方式以及年齡和性別等均起着相當重要的作用，應視為脂肪肝發病的條件因素。而引起脂肪肝的致病因素很多，有時即使是同一個病人其脂肪肝的致病因素也可能是多種的。一般來說，常見的病因有以下幾種：

（1）營養失調的因素：包括由於飢餓或吸收障礙、低蛋白飲食、飲食中缺乏去脂物質、缺乏某些維生素、長期食用高脂飲食或高膽固醇飲食、糖攝入量過多，以及蛋白質缺乏，主要是蛋氨酸、胱氨酸的缺乏等。

（2）內分泌及代謝的異常：包括庫辛綜合症、甲狀腺功能障礙、妊娠、糖尿病、肥胖症、半乳糖血症等。

（3）化學物質及藥物的因素：包括長期飲酒，四氯化碳、磷等中毒；巴比妥類、雙香豆素等的應用；長期大劑量使用糖皮質激素、生長激素或使用三磷酸腺苷、水楊酸製劑等。

（4）缺氧的因素：包括心血管及呼吸系統的疾病、嚴重的貧血、白血病、高原病等。

（5）感染與炎症的因素：包括各種慢性感染，如慢性肝炎、慢性膽囊炎、慢性胰腺炎、慢性潰瘍性結腸炎、慢性腎盂腎炎、慢性副鼻竇炎、慢性支氣管炎以及結核病等。

（6）醫源性疾病的因素：例如在肝炎治療中和恢復期，盲目要求患者進食高熱能飲食，由於患者處於休息狀態，消耗過少，致使體重過度增加，使血中含有的膽固醇增加，血脂過高。有的因長期持續靜脈滴注高滲葡萄糖或口服較大量的糖類食品，以及濫用腎上腺皮質激素和不恰當地使用某種抗生素，均可引起脂肪肝。

（7）其他因素：例如小腸分流術、原發性脂肪肝，以及某些因消化系統疾病而引起的脂肪代謝障礙，均可導致脂肪肝。另外，不良的飲食習慣、某些遺傳性因素、糖原積累病及家族性高脂血症等也可引起脂肪肝。

❸ 脂肪肝是怎樣產生的

對脂肪肝發病機製的研究，是當今醫學的熱門課題。在中國，有學者於20世紀80年代就指出脂肪肝是三酰甘油的合成和分泌兩者之間的不平衡所致。他們認為引起這些不平衡的原因是多方面的，大多數情況下是肝臟本身的原因，少數則是肝外的原因。三酰甘油在肝細胞內的實際濃度是這兩方面平衡的結果。三酰甘油在肝細胞內的堆積，可能是三酰甘油合成過多，也可能是肝細胞本身排除三酰甘油過少而致。三酰甘油合成增加是依靠三甘油酶活性增加或三酰甘油的前趨物增多，其中以未酯化的脂肪酸為主要的前趨物，細胞內未酯化的脂肪酸的來源有兩大類：一是來自細胞外，包括從胃腸道以乳糜微粒的形式吸收來的和從脂肪組織釋出的部分，它不僅受血中未酯化的脂肪酸水平的影響，也受這些脂肪酸滲入肝細胞的速率和它們在細胞內被蛋白運輸的調節；二是從乙酰轉氨酶合成而來。未酯化的酯肪酸從細胞中釋放的途徑有三：第一是被氧化，特別是微粒體的氧化系統；第二是合成除三酰甘油以外的其他脂質；第三是參加合成三酰甘油。肝細胞排除三酰甘油減少，可發生於三酰甘油被局部的溶酶體脂肪酶水解減低和脂蛋白的釋放減少。

按照上述概念，下列情況單獨或共同的作用可致脂肪肝：從細胞外來的未氧化的脂肪酸增多；由乙酰輔酶在肝內合成未酯化的脂肪酸增多；被微粒體氧化的未酯化的脂肪酸減少；合成三酰甘油以外的脂質減少；三酰甘油合成酶的活性增強；溶酶體脂肪酸活性減低；脂蛋白釋放減少。

❹ 脂肪肝究竟有多少類

患脂肪肝時，肝臟呈彌漫性腫大，色澤蒼白或帶灰黃色，表面光滑，質地柔軟，邊緣圓鈍，壓逼時可呈凹陷。肝切面呈黃紅色或黃白色，有油光，肝臟的硬度不等，一般較正常者稍硬。顯微鏡下肝細胞腫大，充滿大小不等的脂肪顆粒，可將肝細胞核推向一邊，數個含脂肪的肝細胞破裂形成一個脂肪囊，囊腫破裂可引起炎症反應。根據病理改變的程度，脂肪肝可分為四類：

（1）單純性脂肪肝：僅見肝細胞脂肪變性。

（2）脂肪性肝炎：在脂肪變性的基礎上伴有肝細胞變性壞死和炎症細胞，仍可伴有 Mallory 小體和纖維化。

（3）脂肪性肝纖維化：在脂肪肝，特別是脂肪性肝炎的基礎上出現中央靜脈周圍和肝細胞周圍纖維化，甚至門管區纖維化和中央區、匯管區纖維分割連接。

（4）脂肪性肝硬化：為繼發於脂肪肝的肝小葉結構改建，假小葉及再生結節形成。肝細胞小泡性脂肪樣變，一般不伴有壞死、炎症和纖維化，即常表現為單純性脂肪肝，而各種病因所致的大泡性脂肪肝如任其發展，則可相繼發生以上四種改變。

5 診斷脂肪肝需做哪些檢查

判斷一個人是否患有脂肪肝，常用的臨床檢測方法有四種：一是血脂測定；二是檢測肝功能；三是做超聲波；四是 CT 檢查。

（1）血脂測定方法：輕度脂肪肝患者血脂檢查升高不明顯，有些重度脂肪肝病人，其脂質代謝顯著異常，當抽取其血液檢測血脂質時，會發現血清形如牛奶，臨床上被稱為“乳糜血”。

（2）肝功能測定：對於大多數脂肪肝患者來説，肝功能測定結果對診斷脂肪肝是有幫助的。重度營養不良性脂肪肝的實驗室檢查有貧血、血漿蛋白降低、血清膽鹼酯酶減少。當肝炎合併脂肪肝時，“乙肝五項標記”中的乙型肝炎表面抗原、乙肝核心抗體陽性率較高，乙肝表面抗體陽性率不明顯，乙肝 e 抗體多為陰性；重度脂肪肝病人的膽固醇、三酰甘油、β－脂蛋白升高明顯，輕、中度脂肪肝病人升高不明顯。

（3）超聲波檢查：超聲診斷可對患病的部位、性質、臟器的功能情況做出準確的診斷，且具有經濟、迅速、準確、無創傷等優點，故被列為脂肪肝的首選檢查方法。因此，凡是疑有脂肪肝的人，一定要定期進行超聲波檢查，這能為及時發現和治療脂肪肝提供可靠保證。

（4)CT檢查：CT檢查脂肪肝準確性優於超聲波，可以觀察治療前後肝臟體積的大小和密度變化，但費用較高。

6 什麼症狀預示有脂肪肝的威脅

脂肪肝的臨床表現很不相同，輕度脂肪肝可無任何症狀。一般來說，有25%～50%的脂肪肝患者在臨床上沒有症狀。有些病人會出現食欲減退、惡心、噯氣、嘔吐、腹脹、肝區（位於右上腹）不適、體重增加或減輕、鼻出血、陽痿、閉經等現象，少數病人出現黃疸。患者平躺在床上時，用手觸摸肝部，可摸到腫大的肝臟其表面光滑、邊緣圓鈍，有彈性，可有輕度壓痛。病情嚴重的患者會出現肝硬化的表現。

肥胖病人約有50%合併脂肪肝，尤其是中、重度肥胖病人，在節食減肥不起作用時，更應檢查是否患有脂肪肝，且此時病人食欲不佳、體重不減、腹脹明顯，面部及球結膜有脂質沉著，皮膚有油光，舌苔厚膩。糖尿病性脂肪肝約佔糖尿病人的25%，且以肥胖型糖尿病以及病史較長，血糖控制不佳者為多見。青年糖尿病患者在發生酮症酸中毒後也容易患上此病。酒精性脂肪肝的病人，多有酗酒史，合併酒精性肝炎時，常常出現類似肝炎的症狀和體徵。這些病人只要堅持戒酒，往往可以自癒。肝炎後脂肪肝的臨床表現與肝炎本身的表現相似，有時一些處於肝炎恢復期的病人，體重增加，體形改變明顯，身倦乏力，肝區不適加重就意味著發生了脂肪肝，需要進一步檢查。

7 關於脂肪肝的中醫認識

脂肪肝患者經常出現右上腹疼痛、不適、倦怠乏力等症狀。中醫學無脂肪肝的病名，然而，根據其臨床症狀特點，大多屬於"積症"、"痞滿"、"脅痛"、"肝壅"、"瘀血"、"痰痞"等中醫診斷範疇。其發生多與中醫所說的肝鬱痰濕內停、氣滯瘀阻有關。

中醫學的"肝"與西醫學的肝有着明顯的不同，中醫學的肝不僅僅是一個解剖學的概念，同時也是一種病理生理學的概念，了解中醫學的肝對於我們認識脂肪肝也是很必要的。中國醫學認為，肝為五臟之一，居於右上腹部，是人體中最重要而且最大的臟器。肝的功能主要是主疏泄，主藏血，主藏魂，即肝能貯藏血液，調節血量，調節消化功能，並與人的視、聽、觸等感官的活動本能有關。又認為肝，開竅於目，主筋，其華在爪與發，說明肝血充足，則運動不易疲勞，肝氣通目，肝氣和則能分辨顏色。"肝病應於春季"，即肝病容易發生在春季。因此，長期處於情緒不穩，多先引發肝的功能發生異常改變，而且肝臟發病多表現於目、筋脈，以春季多發。引起中醫肝病的主要病因有寒邪侵擾，鬱怒傷肝，氣滯血瘀以及藥物影響，由於大多數藥物進入人體均需經過肝臟代謝，因此，吃藥會增加肝的負擔。肝臟發病主要表現在筋脈爪甲的異常、頭面及兩目的異常、胸腹的異常、功能失調的異常，以及發病季節的特殊性。凡病之氣結血凝、痰飲、浮腫、膨脹、驚厥、顛狂、積聚、痞滿、眩暈等皆肝氣之不能疏泄所致也。中醫學明確指出肝膽氣化失常是引起血瘀、痰飲、氣鬱等病症的關鍵，歷代中醫老前輩認為，痰、飲、水三者互為因果，雖然與肺、脾、腎三臟有關，但是，肝膽氣機鬱滯，亦是成痰、成飲的主要原因。前人所述痰症中的四肢倦怠、體肥身重、七情鬱滯、胸脅痞滿、眩暈頭風、納呆食少等多與脂肪肝病人所表現的症候有相似之處。

脂肪肝的病因病機主要是：肝氣鬱結，疏泄失常，以致氣機阻滯，橫逆犯胃，氣病及血，血流不暢而成本證；當肝病傳脾，脾失運化，水濕稽留，日久生痰，以致痰濕交結，內鬱肝臟而成本病。另外一些肝炎病人，因後期過食肥甘厚味，活動量不夠，滋生痰濁，痰濁血瘀形成脂肪肝。所以脂肪肝的治療大多以疏利肝膽，健脾祛濕，祛痰散結為主，特別強調審證求因，辨證論治，因病施治，重視改善體質，這樣才能收到較好的效果。

二 遠離脂肪肝

1 重視對脂肪肝的預防

　　脂肪肝作為一種常見的臨床病症，其發病率呈明顯增多的趨勢，應該引起醫患雙方的高度重視。脂肪在肝細胞內浸潤，影響了肝臟的功能，使肝臟受毒物損害，甚至可以形成肝硬化。而且，肝臟病變容易影響患者的消化功能，特別是脂肪肝能使機體對於脂類的吸收發生障礙，以致人體代謝發生紊亂，從而降低機體對病原菌、病毒以及其他微生物的防禦能力，加重原有的病變。所以，早期發現及治療脂肪肝具有重要意義。消除脂肪肝對肝功能的恢復有著重要意義，並可改善消化功能，增強體質，恢復健康。由於脂肪肝見於各種疾病，因此它也可以影響其他疾病的復發。許多疾病之所以久治不癒，或肝功能不能恢復的原因之一，就是因為脂肪肝的存在。消除脂肪肝能延緩形成肝硬化的時間，避免發生肝功能衰竭，有利於其他疾病的治療。

　　正常情況下，肝臟不斷地將游離的脂肪酸合成三酰甘油，再以脂蛋白的形式輸到血液中，若血中的游離脂肪酸過多，肝內三酰甘油合成增加或肝內脂蛋白排出減少，若這種非動態平衡得不到控制、逆轉，隨著時間的推移，便可形成脂肪肝。在此過程中，雖然罹患了脂肪肝，但對於患者來說，多無明顯的自覺症狀，或有輕度的疲乏、食欲不振、腹脹、噯氣、肝區脹滿等感覺。患者的肝臟均有不同程度的腫大。

　　單純性脂肪肝，可以通過去除病因、控制飲食等措施逐漸消除。但與疾病相關聯的脂肪肝則具有較頑固的特點，單純西藥的治療並不十分滿意。中西醫結合治療脂肪肝則具有較好的療效，它體現了中醫整體觀念和西醫微觀檢查的優勢，其取長補短，明確治療的準確性，對改善症狀、判斷預後都十分有利。

2 脂肪肝並非無藥可救

　　脂肪肝患者如果能夠積極去除病因，然後對誘因加以控制，再經過適當的治療，使肝內脂肪沉積消除，肝臟便可恢復正常。但是個別患者的治療和調理則需要一個過程，有些患者長期患脂肪肝還會對肝臟的功能產生很大的影響。

　　肥胖性脂肪肝的療效快慢，很大程度上取決於減肥的效果如何，而且與其血脂水平的高低有關。目前減肥治療的有效辦法不外是節食、運動、藥物與行為治療等，中醫藥治療肥胖症和肥胖性脂肪肝均有較好的療效。藥物引起的脂肪肝，只要及時停用藥物或改換其他藥物，脂肪肝會在一定的時間內消失。如果是炎症性脂肪肝，其治療效果主要取決於炎症的控制情況。長期慢性炎症對脂肪肝的治療和恢復極為不利，尤其是一些消化道的炎症，因為會影響人體對營養的吸收和物質代謝，所以給脂肪肝治療帶來了一定難度。因此，一旦發現炎症與脂肪肝同時存在，便應當及時治療炎症。對於飲酒者，應當首先戒酒，其次才是降脂和服用中藥。糖尿病性脂肪肝，與糖尿病控制不佳有一定關係，因

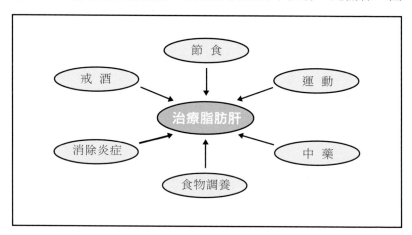

此，控制血糖對糖尿病所致的脂肪肝來說，尤為重要。治療糖尿病性脂肪肝對於預防糖尿病的併發症很有必要，其中重要的是對於脂肪肝能夠及時發現、及時治療。單純性脂肪肝一般不會發展為肝硬化和肝癌，但合併慢性肝炎、酒精性肝炎、中毒性肝炎者，則有可能引起肝硬化，其發生硬化大約需要10年的時間，對於脂肪肝癌變的報道目前尚未見到。

3 能避免脂肪肝發病

隨著脂肪肝發病率的不斷上升，被視作中、老年發病的脂肪肝，已經向中、青年甚至20歲以下的人襲來，尤其以30多歲以下的人羣為最，其發病率可高達20%～30%，脂肪肝侵襲年輕人的嚴重現實，提醒我們要加大脂肪肝防治的力度，不能再對其無動於衷了。

現代醫學研究表明，脂肪肝是能預防的，只要採取有效措施，人人都能避免脂肪肝的發生。即使發現有脂肪肝的症狀，也可阻止其發展，並能逆轉，較好地恢復乃至完全治癒。所以，預防脂肪肝主要包含兩個方面：第一是防患於未然，從源頭上重視：第二是一經發現，即應盡早治療，阻止脂肪肝的發展。

目前認為，造成脂肪肝發病率增高的主要原因包括：不合理的飲食結構，運動量的減少，某些疾病的發生如肝炎、糖尿病等造成肝功能的減退，影響糖原轉化，使糖轉變為脂肪在肝內沉積過多而發生脂肪肝及長期飲酒造成慢性肝損害等。

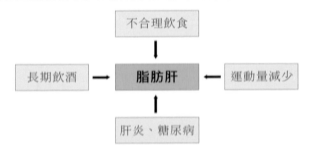

4 防治脂肪肝有辦法

（1）調整飲食結構：飲食是供給人體營養的物質基礎，是維持人體生長發育、完成各種生理功能和保證生命活動不可缺少的條件，合理地飲食對於防治肝病具有重要的作用。

糖是人體重要的熱量來源，糖在肝臟內形成肝糖原，對肝細胞有保護作用，營養缺乏症及肝病的恢復期，適當補充糖類是非常有益的。但是，如果患者飲食正常，就不要過多地補充糖類，不然就會加重肝臟的負擔，也會導致消化不良。

患脂肪肝的人限制動物性油質攝入是必要的，充足的蛋白質可以保護肝細胞的功能，能夠增強機體的抵抗力，促進肝細胞的再生與恢復，防止貧血、浮腫、腹水的發生。因此，對於缺乏蛋白質的肝臟病人，可選用含有蛋白質的食物進行補充，如瘦豬肉、羊肉、雞肉、豆類等。

肝內貯存著多種維生素，並且直接參與肝臟的代謝。當肝臟受損時，往往可以影響維生素的吸收和轉變，尤其是維生素 A 族、B 族、C 族、K 族等的缺乏，應及時予以補充。不同種類維生素的缺乏可反映出不同的病症，應根據具體情況，給以相應的補充。

中醫對肝病患者的食品選擇，認為要根據患者的體質、年齡、季節以及病情症狀、臨床應用反應，結合經濟情況，加以調配。預防脂肪肝方面，忌酒和忌煙是十分重要的，因為酒精本身就會引起肝損害，因此患病康復以後必須戒酒；煙草中的尼古丁對肝臟有明顯的毒性，亦應戒掉。

（2）心神調養：調養心神，首先是要樹立戰勝疾病的信心。中醫認為肝主疏泄，肝病病人最怕不良的刺激和惱怒，如果愛生氣，大多會加重病情，而沉悶鬱積的結果，會進一步降低機體的抵抗力。若要解除不良刺激，首先要保持自身的心理平衡，從而減緩疾病所帶來的心理壓力，以配合治療。

（3）生活調養：生活調養對於一個患病的人或亞健康的人來說是很重要的。首先要注意保持個人衛生的整潔，要經常洗澡，經常換洗和晾曬衣服。冬天要注意保暖，並養成溫水泡腳的習慣。要做到起居有時，勞逸結合。休息是必要的，但不應提倡過度休息，整天臥床不動，對疾病的痊癒反而不利。肝病的病程有時會很長，治療不能急於求成，更不能頻繁更換醫生，因為不利於醫生實施整體的治療方案。

（4）運動調養：生命在於運動。運用中國傳統的體育運動方式進行鍛練，可以達到增強體質延緩衰老的目的。脂肪肝患者可根據自身的情況安排適合自己的體育活動，如散步、慢跑、打太極拳、練太極劍、做保健操、游泳等。進行體育鍛練，不能操之過急，而要持之以恆。

三 脂肪肝與飲食的關係

① 防治脂肪肝，先把住"入口"關

大家都知道，絕大部分脂肪肝是"吃"出來的。實踐證明，科學合理的飲食治療方法對各類型脂肪肝均有很好的治療作用，有時其效果往往優於藥物治療，所以飲食治療是治療脂肪肝的首選方法，也是最基本的方法。

（1）控制熱能的攝入：肥胖者應逐漸減肥，使體重降至標準體重範圍內。以標準體重計算，每千克體重可供給熱能84～105千焦（20～25千卡）。

標準體重（千克）＝身高（厘米）－105（或100）

男性165厘米以上減105，女性和男性165厘米以下者減100。

（2）限制脂肪和糖類的攝入：按標準體重計算，每日每千克體重可供給脂肪0.5～0.8克，宜用植物油或不飽和脂肪酸的食物，如魚類等；糖類每日每千克體重可供給2～4克。食用糖的攝入不宜過多。

（3）高蛋白飲食：每日每千克體重可供給1.2～1.5克，高蛋白可保護肝細胞，並能促進肝細胞的修復與再生。蛋白質供給中，優質蛋白質應佔適當比例，如豆腐、腐竹、瘦肉、魚、蝦、脫脂奶等。

（4）保證新鮮蔬菜的攝取：尤其是綠葉蔬菜的供應，以滿足機體對維生素的需要。但含糖較多的蔬菜及水果不可進食過多。

（5）限制食鹽，適量飲水：每日食鹽以6克為宜，並適量飲水，以促進機體代謝及代謝廢物的排泄。

（6）多食甲硫氨基酸豐富的食物：如小米、莜麥麵、芝麻、菠菜、菜花、甜菜頭、海米、乾貝、淡菜等。這些食物可促進體內磷脂合成，協助肝細胞內脂肪的轉變。

（7）忌辛辣，吃有節：脂肪肝患者應少食蔥、蒜、薑、辣椒、胡椒、咖哩和酒類等；飲食要衛生，同時還要做到不暴飲暴食、不吃零食、不偏食挑食，做到營養適度，飢飽適度。

（8）藥食結合的綜合防治：恰當合理的飲食療法和利用中藥製作的降脂藥膳，對降低血脂及改善脂肪肝症狀有較好的療效，脂肪肝患者可根據自身的客觀條件選擇適合自己的食譜和藥膳。

2 春季食療原則

春為歲首，萬物復蘇之源頭，是一個生機勃發的季節。春季即中國農曆的一、二、三月，包括立春、雨水、驚蟄、春分、清明、穀雨六個節氣。嚴冬過後，春回大地，一派欣欣向榮的景象，中國醫學稱此季為“發陳”之季，具天地俱生之氣，“逆之則傷肝”。春季開始，人體的陽氣亦會出現一些變化，內在環境開始由冬向春轉化，人體之陽氣亦隨著升發，此時，應遵循“春夏養陽”之訓。

冬季吃的食物此時就不一定完全再適合食用，如羊肉、辣椒等溫熱性食物就要少用，以免導致體內溫火上升，人體抗病能力下降，誘發一些疾病的發生。春季的氣溫上升是緩慢的，故飲食的結構不能大起大落，應逐步地將食物結構加以調整，適當減少動物膳食，增加植物性食物，如多食水果和蔬菜。由於春季有多風、多寒、多濕的氣候特點，飲食亦相應以辛溫、甘甜、清淡為主，以其辛溫能驅寒，甘能健脾，淡能利濕，使人體能抗拒風寒、風濕之邪的侵襲，減少患病。春季的主要食品以新鮮蔬菜、豆類、瘦肉、魚等為主。同時還應適當增加戶外活動，加強機體代謝，提高機體抗病能力。

春季正是由寒轉暖的時候，此時陽氣升發，氣候溫而多風，人體氣血趨向於表，聚集一冬的內熱由內向外散發出來，故在春季膳食調配上應多用一些新鮮蔬菜，以補充因冬季新鮮蔬菜不足而導致的維生素相對減少的狀況。因此，春季應多吃青菜，包括菠菜、莧菜、芹菜、薺菜、茭白、香椿、豆芽等。春季做湯應以白蘿蔔、胡蘿蔔、冬瓜、海帶、番茄、冬菇等為主，配以少量的肉絲、豬肝等。

春季菜餚，應葷素搭配，以素為主，做湯宜清淡，不管湯、菜、食，均要有利於滲濕健脾，益氣健身，祛寒泄熱。肉類以補益為主，豬瘦肉、牛肉、雞肉、魚肉等均為可選之品，但要交替使用，以免偏量。

③ 夏季食療原則

夏季炎熱，水氣上騰，濕氣充斥，為一年之中濕氣最盛之季節，故在此季節中，感受濕邪者較多。濕為陰邪，其性趨下，重濁粘滯，容易阻遏氣機。食品以清淡為主。夏季包括立夏、小滿、芒種、夏至、小暑、大暑六個節氣，夏季氣候炎熱，也是萬物生長最茂盛的時候，如果素體虛虧，或勞倦過度，耗傷津氣，暑熱之邪易乘虛而入，使人體致病。挑選食品時有生津益氣功能的應予考慮。

夏季赤日炎炎，人體各種調節中樞和代謝增強，負荷加重，消耗增多，因此，在夏季高溫環境下，膳食應以攝入高維生素、優質蛋白質和無機鹽的食物為主。夏季出汗較多，需要補充較多的無機鹽，如果不及時補充，就會發生電解質平衡失調，代謝功能紊亂的問題。而且，由於氣候炎熱，濕氣重，影響人體脾胃功能，導致食欲不佳，使人體形成一種“收入少、支出大”的不利局面。如果不適當補充營養則不利於健康長壽。

④ 秋季食療原則

《黃帝內經》中對秋季是這樣描述的：“秋三月，此謂容平，天氣以急，地氣以明。”秋季的主要氣候特點是天氣乾燥，日照長。中國醫學認為，燥氣從性質上分有溫燥與涼燥兩種。

秋季，是指我國農曆的七、八、九月，即農曆立秋至立冬前一天這段時間，包含有立秋、處暑、白露、秋分、寒露、霜降六個節氣。這一段時間，由於稟受夏季炎熱氣候的餘氣，特別是近些年來氣候轉暖，溫燥之氣強勁，暑熱未散，飲食仍以清淡平和、滋潤清鮮為主，辛辣香燥不宜太過。但秋冬相連，寒意漸加，與夏季相比，飲食還是應調整至與氣候相同為宜。

因為秋季以燥為先，所以人們會感覺到口、鼻及皮膚乾燥，口渴較甚，有時會出現便秘等。所以，秋季飲食一般當以平補潤燥為中心，以下食品為可選之品，如糯米、蕎麵、燕麥麵、芝麻、荸薺、蘿蔔、藕、扁豆、豇豆、大白菜、番茄、山藥、蓮子、銀耳等。藥物有西洋參、北沙參、麥冬、玉竹、冬蟲夏草等。

5 冬季食療原則

冬季即農曆立冬至立春前一天，其間包括立冬、小雪、大雪、冬至、小寒、大寒六個節氣，《黃帝內經》曾指出："冬三月，此為閉藏，水冰地坼，無擾乎陽。"為了適應這一時期的自然變化，人體的生理功能也處於低谷，寒冷可使人體血管收縮，血液循環變慢，容易誘發或加重許多慢性疾病。冬季氣候寒冷，人的皮膚血流量減少，以減少從體表向外散熱，日常膳食中應注意兩個問題：一是注意通過膳食提高耐寒能力，即攝入高熱能食物；二是預防維生素缺乏症。冬季的膳食特點應為高蛋白、高脂肪、高熱能及高維生素。冬季的食物應以保護陽氣為主，適當佐以清燥。冬季是進補的最好季節，應以溫補為主，因為腎藏為精，所以冬季進補尤以補腎陽為主。常用的溫補之品包括：牛肉、羊肉、雞肉、蝦仁、牡蠣、海參、黃豆、刀豆、淡菜、蘿蔔、胡蘿蔔、蔥、蒜、生薑、辣椒、糯米、韭菜、薺菜、香菜、紅糖、核桃仁、桂圓、紅棗、橘子、柚子、松子仁、鹿茸、肉蓯蓉、冬蟲夏草、蛤蚧、人參、杜仲、紫河車等，由於冬天氣候寒冷，進食應以熱為主，火鍋、沙鍋等較為適宜。另外，冬季食療應根據個體情況來決定，平時陽虛，如有腰膝酸軟、陽痿早泄、尿頻遺尿、眩暈耳鳴、鬚髮早白等症者，食補時以羊肉、鹿肉、雞肉為主，因為羊肉性溫熱，有溫補壯陽之作用；雞肉偏甘溫，有溫中益氣、補中益髓的功效。偏於陰血不足者，如常低燒、怕冷、盜汗等，食補應以鴨肉、鵝肉為主。此外，甲魚、黑木耳也是陰虛的補養妙品。

四 防治脂肪肝的常用藥物與食物

1 海 藻

性味歸經：味鹹，性寒，歸肝、腎經。

功用主治：消痰軟堅、利水散結、祛脂消腫。經研究認為海藻有明顯的降血脂作用。

2 茵 陳

性味歸經：味苦，性微寒，歸肝、膽、脾、胃經。

功用主治：清熱利濕、護肝祛脂等。現代醫學研究結果證明，茵陳具有利膽、降酶、保肝、護肝、降脂、降壓以及抗凝血等作用。

3 枸杞子

性味歸經：味甘，性平，歸肝、腎二經。

功用主治：補腎填精、養肝明目等。枸杞子含有的枸杞多糖，可明顯保護肝臟。應用枸杞子治療單純性脂肪肝，則療效明顯可見。

4 靈 芝

性味歸經：味甘，性平，歸心、肺、腎經。

功用主治：養心安神、益氣護肝。現代醫學研究資料表明，靈芝具有降低血中膽固醇、三酰甘油和 β－脂蛋白的作用。靈芝還能增強肝臟的解毒作用，並促進肝細胞的再生。

5 何首烏

性味歸經：味甘、苦、澀，歸肝、腎經。

功用主治：養血滋陰、祛脂解毒。現代醫學認為，何首烏能在膽固醇的吸收、代謝等方面發揮作用，對肝臟有特殊的保護作用，從而防治高脂血症、脂肪肝等。

6 丹　參

性味歸經：味苦，性微溫，入心、肝經。

功用主治：活血化瘀、降脂護肝。現代醫學認為，丹參有較強的保肝作用，可抑制或減輕肝細胞變性壞死。其機制與改善肝內微循環有關。

7 決明子

性味歸經：味甘、苦，性寒，歸肝、大腸經。

功用主治：決明子能夠抑制血清膽固醇的升高和動脈粥樣硬化斑塊的形成。

8 蒲公英

性味歸經：味苦、甘，性寒，歸肝、胃經。

功用主治：清熱、解毒、消瘀腫等。現代醫學認為，蒲公英有保肝作用，並可減輕肝部脂肪的變性。

9 澤 瀉

性味歸經：味甘、淡，性寒，歸腎、膀胱經。

功用主治：利水、瀉熱、滲濕等。現代醫學研究表明，澤瀉有良好的降血脂、降血糖作用。

10 山 楂

性味歸經：味酸、甘，性微溫，入脾、胃、肝經。

功用主治：山楂可消食積、散瘀血，有明顯的降低膽固醇的作用。

11 黃 精

性味歸經：味甘，性平，歸脾、肺、腎經。

功用主治：益氣補脾、養陰潤肺。現代醫學研究資料表明，黃精有抗脂肪肝、降低血糖和降低血壓的作用。

12 荷 葉

性味歸經：味苦、澀，性平，歸肝、脾、胃、心經。

功用主治：清暑利濕、涼血止血。荷葉有降血脂作用，臨床上常被用於減肥治療。

13 大 蒜

性味歸經：味辛，性溫，歸脾、胃經。

功用主治：有行滯氣、暖脾胃、消食積等功效。近年來，人們對大蒜的降血脂作用進行了較多的研究，結果證明大蒜及其大蒜製劑能降低總膽固醇和三酰甘油水平。大蒜中富含揮發性辣素，蒜辣素中含硫化合物，可清除積存在血管中的脂肪。另有研究證明，食大蒜可延緩脂肪肝的發生和形成，明顯減少肝臟脂肪的合成。但要注意，中國醫學認為，陰虛火旺者以及目疾、口齒、喉、舌諸患者應少食或不食為好。

14 洋 蔥

性味歸經：味辛、甘，性平，入心、肺、胃經。

功用主治：清熱化痰、解毒殺蟲。洋蔥所含的二烯丙基二硫化合物，能增加纖維溶解酶活性，可促進血凝塊溶解，並能降血脂。美國科學家還發現洋蔥中含有前列腺素A，能降低人體外周血管阻力，降低血壓，並使血壓穩定，還能促進鈉鹽排泄，對降低血壓、血脂以及防治心血管疾病有一定療效。因此，洋蔥是高脂血症患者伴發脂肪肝患者的佳蔬良藥。

15 蘿 蔔

性味歸經：味辛、甘，性涼，歸肺、胃經。

功用主治：化痰止咳、解毒、養脾胃、助消化、去便秘；降血壓、潤肺利肝、益膽降脂。蘿蔔有促進脂肪代謝的物質，可避免脂肪在皮下堆積，具有明顯的減肥作用。蘿蔔不僅有助於防治高脂血症、肥胖症及其伴發的脂肪肝、高血壓病，其所含的香豆酸等活性成分還具有降血糖作用，故此，蘿蔔在古代即有"土人參"的美譽，並有"冬吃蘿蔔夏吃薑，不用醫生開藥方"的諺語。

16 芹 菜

性味歸經：味甘、苦，性涼，入胃、肝二經。

功用主治：平肝清熱、降脂降壓等。現代醫學研究表明，芹菜具有降低膽固醇的作用，並有加速脂肪分解的作用。芹菜加上各種調料可製成涼拌芹菜，有通血脈、降血壓、降脂清肝、祛風明目、醒腦利水和保護毛細血管等功效，可作為高脂血症伴發的脂肪肝患者輔助治療的佳蔬。

17 黃 瓜

性味歸經：味甘，性寒、無毒，歸脾、胃、大腸經。

功用主治：清熱解毒、潤燥止渴，並能降低膽固醇；可緩解高血壓、肥胖、煩渴、咽喉腫痛。黃瓜含有纖維素，對促進腐敗食物的排泄和降低膽固醇有一定作用。黃瓜含有丙醇二酸，可以抑制糖類物質轉為脂肪，對肥胖症、高脂血症、高血壓肥胖者來說，常吃黃瓜也有好處。對於胃寒的病人，食黃瓜應當注意，因其能“動寒痰，胃冷者食之，腹痛吐瀉”。

18 香 菇

性味歸經：味甘，性平、無毒，入胃、肝經。

功用主治：益氣補虛、健脾胃、降血脂，並能降低膽固醇，防止動脈硬化及血管變脆。香菇中的香蕈大生、丁酸有降低血清脂質的作用。香菇中含腺嘌呤、膽鹼、氧化酶以及某些核酸物質，能起到降壓、降膽固醇、降血脂的作用，同時對動脈硬化、肝硬化等也能起到預防作用。因此，對於患有高脂血症、脂肪肝等“富貴病”的患者來說，香菇應經常作為食療而用於日常膳食中。

19 海 帶

性味歸經：味鹹，性寒，歸肝、腎經。

功用主治：降壓、降膽固醇、軟堅化痰、利水瀉熱，常用於高血壓、高脂血症等。現代醫學研究提示，海帶含有豐富的牛黃酸，可降低血壓、血脂，並可防治膽結石，對肝臟、動脈血管有保護作用。海帶不含脂肪，所含纖維素和褐藻類物質，如藻膠酸、昆布素等，可抑制膽固醇的吸收並促進其排泄。有學者説，人們只要在膳食中經常摻入一些海帶，就會使脂肪在體內的蓄積趨向於皮下和肌肉組織，很少在心臟、血管、腸內膜上積存，同時使血液中的膽固醇含量顯著降低，因而對高脂血症、肥胖症、脂肪肝及脂肪過多症等都有一定的療效和預防作用。

20 黑木耳

性味歸經：味甘，性平，歸胃、大腸經。

功用主治：益胃、活血、潤燥、降壓、涼血。醫學專家認為，木耳藥用成分可能屬於核酸類物質，它可降低動物血清和肝臟膽固醇含量，可阻止脂肪肝的形成。每日攝入一定份量的黑木耳，可有效地降低高脂血症患者的血脂含量。同時，木耳含有大量纖維素，可增加大便體積，促進胃腸蠕動，將膽固醇及時排出體外。

21 燕 麥

性味歸經：味甘，性平、無毒。

功用主治：能降低血清總膽固醇、甘油三酯和 β－脂蛋白含量，同時清除沉積在血管壁的低密度脂蛋白。現代藥理研究表明，燕麥具有很好的降脂肪和抗脂肪肝作用。對高脂血症伴發脂肪肝、糖尿病的患者來説，經常和適量地以燕麥代替主食是有益的，因此燕麥是值得推廣的降脂、降糖食品。

22　綠豆芽

性味歸經：味甘，性涼，歸肺、胃、大腸經。

功用主治：清熱生津、利水消腫。現代醫學研究證明，綠豆芽中所含的谷固醇是一種能抑制小腸吸收脂肪的成分，對老人及高血壓、高脂血症、脂肪肝的患者十分有利。

23　藕

性味歸經：味甘，性寒，歸肺、胃經。

功用主治：能健脾、開胃、益血、生肌、止瀉等。有抗衰老、降脂、降壓的作用。

五 脂肪肝的四季飲食

春季飲食

① 海帶燒木耳

配 料

　　鮮海帶250克，黑木耳40克，芹菜100克，香醋12克，精鹽4克，味精3克，白糖8克，葱白10克，薑片3克，料酒20克，生油25克。

製 作

　　將海帶洗淨擇去梗，橫切成1厘米寬的條狀，用沸水煮一下；葱白切段；芹菜洗淨切段。黑木耳發透，揀去雜質，洗淨。用旺火起油鍋，爆炒葱白、薑片，倒入海帶、木耳，加白糖、香醋、精鹽、料酒及酌加素湯燒半小時，最後倒入芹菜、調味精，裝碟上桌即可。

用 法

　　佐餐食用。

功 效

　　降壓、減肥。

主 治

　　脂肪肝、高血脂、高血壓、肥胖等症。

出 處

　　《心血管病食療》。

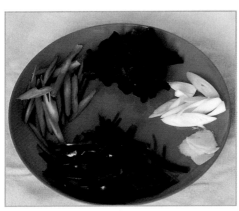

黑木耳、芹菜、香醋、葱白、薑片。

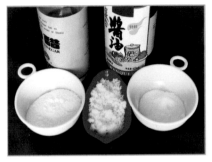

調味料

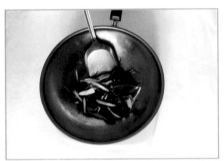

旺火起油鍋，爆炒蔥白、薑片，倒入海帶、木耳，加白糖、香醋、精鹽、料酒及酌加素湯燒半小時，倒入芹菜、調味精即可。

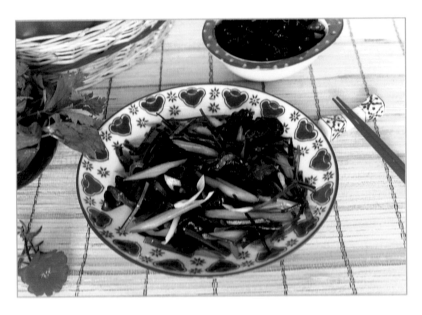

2 香菇降脂湯

配　料

　　鮮香菇 90 克，調料適量。

製　作

　　將香菇去梗，洗淨後，切細絲，置鍋內與蔥、薑用植物油炒過後，加水煮湯，加適量鹽，煮沸後加調料調味。

用　法

　　飲湯食菇，每日 1 劑，連用 1 ～ 2 個月為 1 個療程。

功　效

　　降低血脂。

主　治

　　用於治療脂肪肝、糖尿病、高血壓。

出　處

　　《中華藥膳防治肝膽病》。

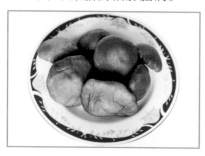

香菇營養豐富，味道鮮美，有明顯的增強機體免疫功能和抑制癌腫生長的作用。

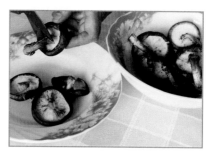

將香菇剪去蒂梗

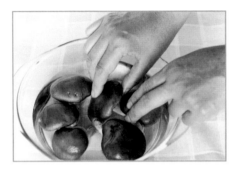

將香菇洗
乾淨

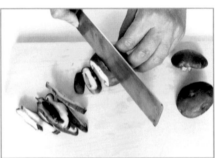

將洗淨的
香菇切成細
絲

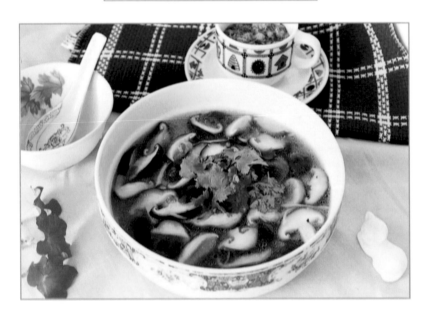

3 決明子粥

配料

炒決明子12克,白菊花9克,粳米100克,冰糖少許。

製作

將決明子和菊花洗淨後,置鍋內加適量清水煮煎30分鐘,去渣取汁,再入粳米煮粥,加冰糖少許調味即成。

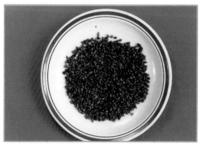

決明子

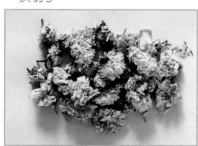

菊花

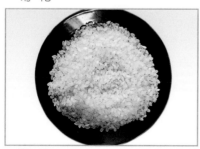

粳米

用法

每日1劑,早晚空腹食用。

功效

清肝降火、平肝潛陽,並能降脂。現代研究認為:決明子具有降低血漿總膽固醇和甘油三酯的作用;菊花對心腦血管病有顯著的治療作用,對高脂血等疾病均能收到很好的效果。

主治

適用於慢性肝病所致的肝內脂質沉着,以及高脂血、高血壓等病症。症見肝區疼痛或不適,尤以進食油膩後加重,以及肝火上炎、目赤腫痛、肝陽上擾之頭暈、頭痛等。

出處

《中華藥膳防治肝膽病》。

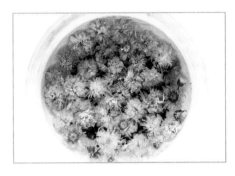

　將決明子、菊花洗淨後，放入沙鍋，加適量清水煮煎 30 分鐘。

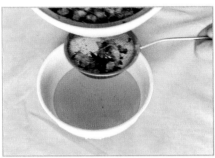

　將煮好的藥液過濾，以濾液煮粥，粥成加少許冰糖。

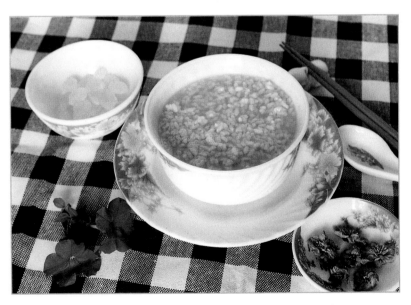

④ 芙蓉豆腐湯

豆腐400克，水發香菇25克，牛奶100克，鮮蘑菇25克，青筍50克，食鹽適量，胡椒粉少許，白糖適量，味精少許，水澱粉20克。

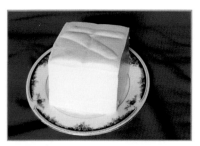

豆 腐

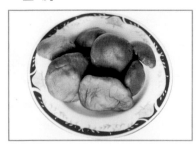

香 菇

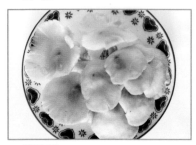

鮮蘑菇

製 作

將豆腐用刀背或湯勺捶茸，盛入碗內，加牛奶、食鹽、味精、水澱粉攪勻。上籠用旺火蒸上氣，改用小火蒸10分鐘，待成蛋羹狀時離火，用湯勺舀入盤內。將香菇、蘑菇、青筍分別洗淨，香菇切薄片，青筍切菱形片，待用。將鍋置中火上，下油和素湯，放香菇、蘑菇、青筍，煮熟後撈出並擺在豆腐羹四周。湯汁中加食鹽、胡椒粉、白糖、味精，用水澱粉勾芡，起鍋後澆在豆腐羹上即成。

用 法

佐餐或單獨食用皆可。

功 效

益氣養肝、降脂降壓。

主 治

適用於脂肪肝、高脂血、高血壓等病症。

出 處

《心血管病食療》。

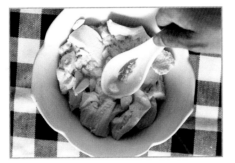

將豆腐搗茸放入碗中，加牛奶、食鹽、味精、水澱粉攪勻。

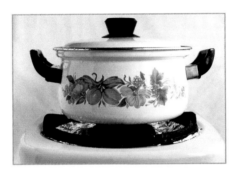

把碗放入蒸鍋中，蒸10分鐘，使豆腐成羹狀。將香菇、鮮蘑菇做成香汁澆在豆腐羹上。

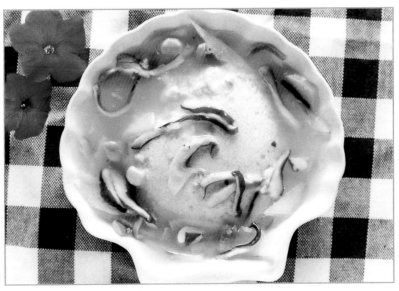

5 三絲菠菜

配料

菠菜200克，胡蘿蔔50克，冬筍、香菇各15克，油、薑、精鹽、味精各少許。

製作

菠菜切段，胡蘿蔔、冬筍、香菇切絲，油鍋燒熱，下入薑末熗鍋，放筍絲、香菇絲、胡蘿蔔絲煸炒幾下：放菠菜煸炒，加鹽、味精，炒至菠菜塌軟，出鍋裝盤即成。

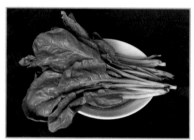

菠 菜

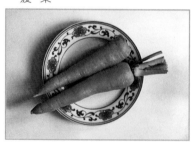

胡蘿蔔

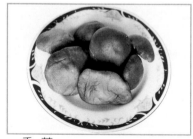

香 菇

用法

佐餐食用。

功效

菠菜營養豐富，有較多的維生素和無機鹽，它有通小便、清積熱的作用，可配伍治療糖尿病、高血壓、脂肪肝等；胡蘿蔔乃菜中上品；冬筍中含有治療高血壓的有效成分蘆丁；香菇是防老長壽的妙品，有利肝益胃等作用。四味合用對脂肪肝、高血壓等有良好的預防和治療作用。此膳方能降脂、降壓。

主治

適用於脂肪肝、高脂血、高血壓病症。

出處

經驗方。

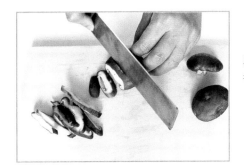

將菠菜洗淨，切
段，胡蘿蔔、冬筍、
香菇切絲。

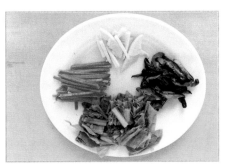

將菠菜、胡
蘿蔔、香菇等
煸炒幾下。

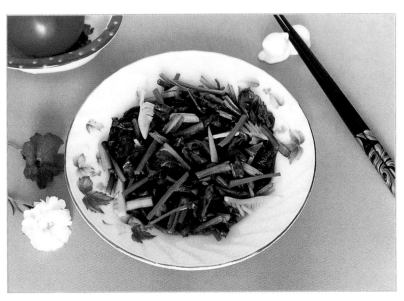

6 冬瓜降脂湯

配 料

　　香菇15克，番茄25克，熟筍10克，冬瓜100克，綠葉菜25克，精鹽、味精各少許。

製 作

　　將香菇、熟筍切片，番茄切塊，綠葉菜切條，冬瓜切片。在鍋內加湯，下香菇、熟筍、冬瓜、綠葉菜、番茄、精鹽、味精，待湯汁燒滾，盛入湯碗即成。

用 法

　　喝湯，經常食用。

功 效

　　減肥、降脂。香菇能抗老、防衰、降脂；番茄營養豐富，它含有的果酸有降低膽固醇的作用，可調整血脂；冬瓜清熱利水，解毒、消痰，並有防止人體發胖的作用。此法如能堅持長期食用，對健康長壽大有裨益。

主 治

　　肥胖性脂肪肝。

出 處

　　民間方。

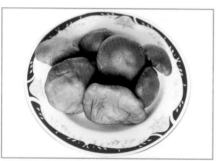

　香菇營養豐富，味道鮮美，有明顯的增強機體免疫功能和抑制癌腫生長的作用。

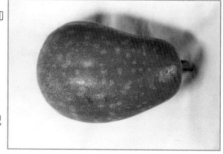

　　冬瓜味道鮮美，可以減肥降脂。

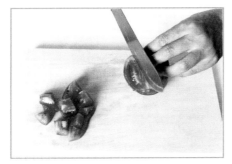

　將番茄洗淨，
切成小塊；冬瓜
洗淨去皮，切
片，備用。

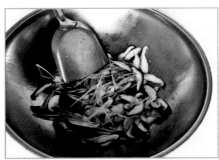

　　將香菇切
片。鍋中加
湯，下冬瓜、
香菇、番茄，
加調味料。

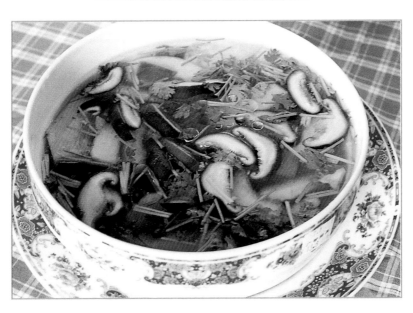

7 香菇燒菜花

配料

　　香菇15克，菜花25克，雞湯200毫升，調料適量。

製作

　　將菜花洗淨，掰成小塊，用開水焯透；香菇洗淨，將油燒熱後放入葱、薑煸出香味，入鹽、味精、雞湯，燒開後去葱、薑，再將香菇、菜花分別碼入鍋內，用微火稍燒入味後，淋入澱粉、雞油翻勻即可。

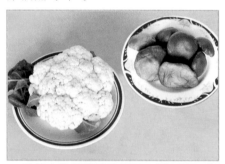

　　香菇中的香腺嘌呤膽鹼、酪氨酸、氧化酶以及某些核酸物質，能起到降壓、降膽固醇、降血脂的作用，同時對動脉硬化、肝硬化等也起到預防作用；菜花有通利腸胃清熱的作用，故可起降脂及益胃助食的作用。

用法

　　佐餐食用。

功效

　　降脂，益胃助食。

主治

　　適用於防治慢性肝病患者病久後的肝內脂質沉着。亦用於高脂血症、高血壓、動脈硬化及糖尿病。

出處

　　《中華藥膳防治肝膽病》。

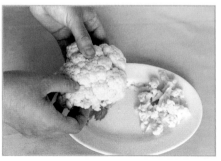

　　將菜花洗淨，掰成小塊。

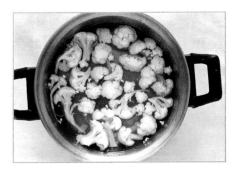

將菜花放入沸水
中焯透，備用。

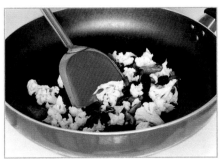

油鍋燒熱，
爆蔥、薑，加
調料、雞湯，
燒開下香菇、
菜花，然後出
鍋。

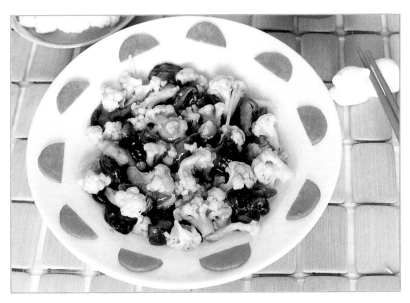

8 醋炒銀芽芹菜

配 料

綠豆芽 250 克，芹菜 200 克，醋 10 克，鹽、味精適量。

製 作

將綠豆芽洗淨瀝乾，揀淨尾毛；芹菜擇去葉、根洗淨，切成 6 厘米長的細條狀，用開水焯片刻。將油燒熱，放入芹菜，煸炒兩分鐘，放入綠豆芽再翻炒兩分鐘，調入鹽、味精，再入醋，翻炒均勻出鍋。

用 法

佐餐食用。

功 效

綠豆芽能清熱利尿、減肥、降脂。它含有的谷固醇是一種能抑制小腸吸收脂肪的成分，對老人及高血壓、高脂血症病者十分有益；芹菜中的鈣、磷、尼克酸有減少血管硬化的作用，輔以醋則降脂力更強，故收清熱、利尿、降脂之效。

主 治

適用於防治脂肪肝、肥胖症。

出 處

經驗方。

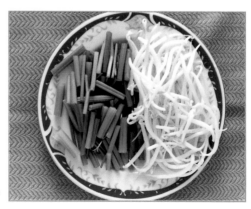

綠豆芽、芹菜。

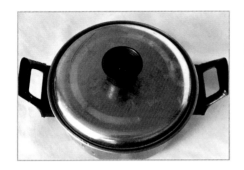

將芹菜洗淨，
擇老葉，切成細
條狀，用開水焯
片刻。

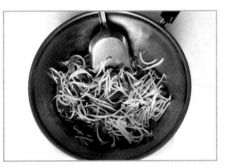

油鍋燒熱，
放入芹菜煸
炒，再加入綠
豆芽炒，放調
味料。

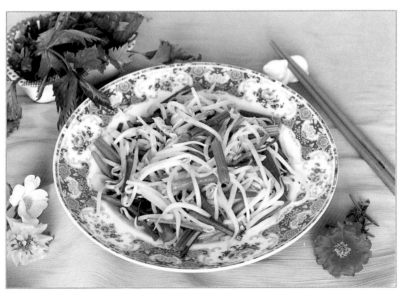

9 荷花豆腐

配 料

豆腐 1 塊，瘦豬肉餡、嫩白菜葉、醬油、鹽、花椒麵、葱末、薑末、味精、湯、澱粉各少許。

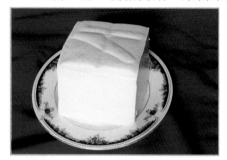

豆腐

製 作

將豆腐攪碎，加肉餡、鹽、醬油、花椒油、葱薑末、味精拌成餡。用白菜葉卷餡（約大拇指粗）放在湯盤內（大頭朝上，盤底鋪白菜葉），上屜蒸熟。鍋內加 1 勺湯、少許鹽，用水澱粉勾汁，澆在蒸熟的蒸卷上即可。

用 法

佐餐或單食均可。

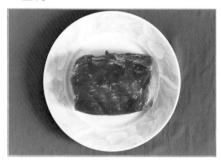

豬肉

功 效

降脂保肝。

主 治

適用於高脂血症、脂肪肝。

出 處

民間方。

特 點

葷素搭配，白綠相間，營養豐富，美味可觀，長期食用，降脂保肝。

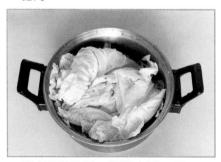

將白菜葉洗淨，置鍋中燙一下。

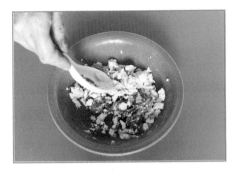

將豆腐搗碎，加肉餡、鹽、醬油等調料拌成餡，備用。

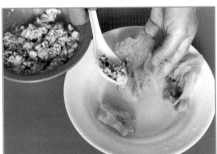

用白菜葉卷餡，放於湯盤內，上屜蒸20分鐘，扣盤，澆汁。

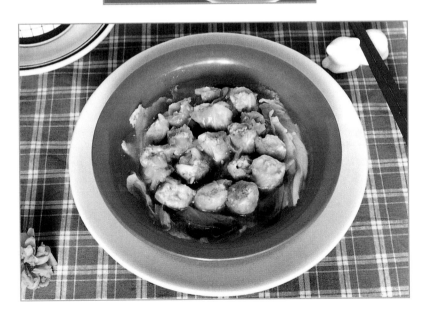

10 菜心炒腐竹

配料

　　腐竹 100 克，青菜心 50 克，筍片 50 克，水發黑木耳 15 克，味精、醬油、白糖、濕澱粉、植物油、鮮湯各適量。

製作

　　將青菜心洗淨，切成段，下沸水鍋。再將水發黑木耳洗淨。腐竹泡發好，洗淨，切成菱形。炒鍋上火，放油燒熱，倒入腐竹、青菜心、筍片、黑木耳煸炒，加入醬油、白糖、味精調味，加入鮮湯 1 勺燒沸，用濕澱粉勾芡，起鍋裝盤即成。

用法

　　佐餐食用。

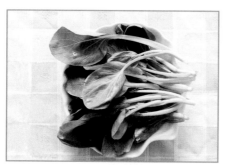

功效

　　涼血、和中、化痰。

主治

　　適用於高脂血症、脂肪肝和糖尿病。

出處

　　《四季保健食譜》。

　　疏菜營養豐富，與植物蛋白含量較高的腐竹共炒，能降脂減肥。

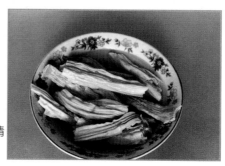

　　將腐竹洗淨，用清水浸泡，發好。

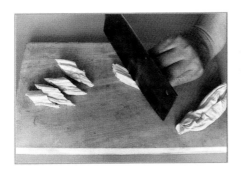

將泡好的腐竹切成菱形，備用。

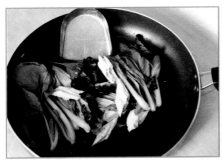

油鍋燒熱，下腐竹、菜心、黑木耳煸炒，加入醬油、白糖、味精調味，用濕澱粉勾芡，起鍋。

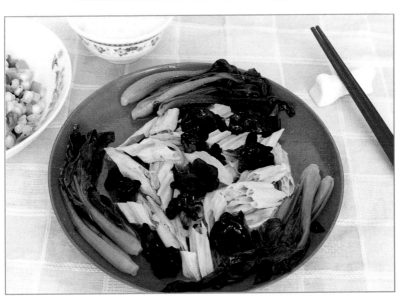

11 金菇拌銀芽

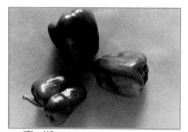

青椒

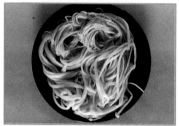

金針菇

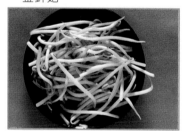

綠豆芽

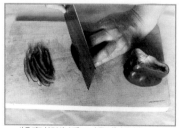

將青椒洗淨,切成細絲。

配料

綠豆芽100克,金針菇50克,青椒50克,植物油5克,蔥、精鹽、味精各少許。

製作

將青椒切成細絲,鍋中放水燒沸,綠豆芽、金針菇、青椒絲投入焯一下,撈出,瀝乾水分。炒鍋放油燒熱,投入蔥段煸黃後撈出蔥段,鍋端離火放入焯過材料、精鹽、味精,拌勻即成。

用法

佐餐食用。

功效

綠豆芽清熱利尿,降脂減肥;金針菇含人體多種必需的氨基酸,並有降壓、降脂、抗腫瘤的作用。故可收降脂利水之功效。

主治

適用於肥胖性脂肪肝、高血壓。

出處

民間方。

白黃綠搭配,觀之淡雅,食之清淡可口。

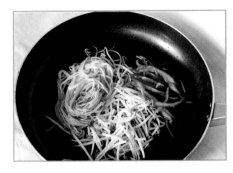

將綠豆芽、青椒
絲、金針菇放入鍋
中，焯一下，撈
出，瀝乾水分。

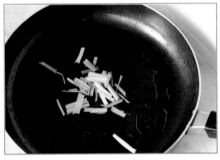

油鍋燒熱，
放入蔥段，加
調味料，拌到
綠豆芽、金針
菇 、 青 椒 絲
上。

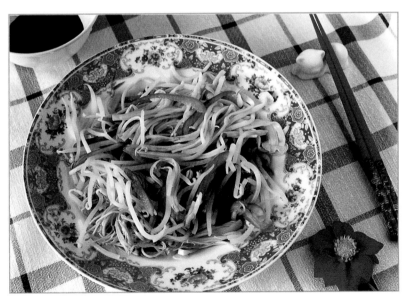

夏季飲食

① 薏米銀耳羹

配料

水發銀耳50克，薏米150克，白糖、糖桂花、濕澱粉各少許。

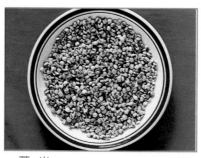

薏米

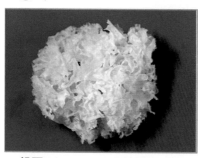

銀耳

製作

將薏米去雜質用溫水浸泡，泡好後洗淨待用。將水發銀耳去雜質洗淨，撕成小片待用。鍋中加入冷水、銀耳、薏米燒煮，薏米熟透時，加入白糖燒沸，用濕澱粉勾成稀芡，加糖桂花推勻出鍋轉碗即成。

用法

每日1劑食用。

功效

銀耳有降壓、降脂、抗老防衰之功效；薏米利濕除痰，健脾降壓，降低血糖。此方適用於肥胖體形之脂肪肝。除降脂之外，還有減肥作用。

主治

適用於脂肪肝、高脂血症、高血壓及肥胖症。

出處

《心血管病食療》。

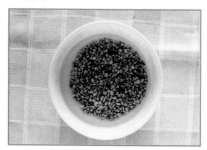

將薏米洗淨，用溫水浸泡。

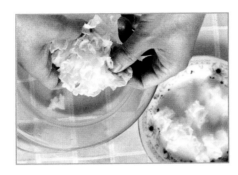

將銀耳洗淨，泡發，撕成小片備用。

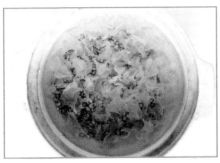

將銀耳、薏米放入沙鍋，加少許水，武火煮開，文火煮1小時，加入白糖，出鍋。

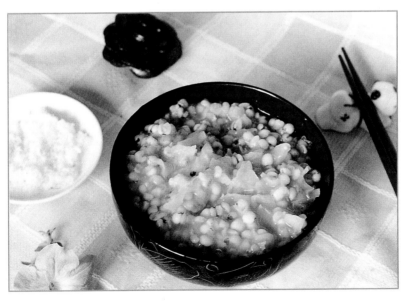

② 珠落玉盤

配 料

嫩玉米300克，紅綠柿椒50克，白糖、精鹽、味精、生油等。

製 作

將帶漿嫩玉米洗淨，煮熟。紅綠柿椒去蒂和籽，洗淨後切小丁。炒鍋加油，燒至七成熟，放入青椒煸炒，加鹽、清水，再炒幾分鐘，加入熟玉米粒煸炒片刻，加白糖、味精炒至入味即可出鍋裝盤。

用 法

配餐或單獨食用。

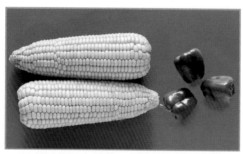

功 能

降壓、降脂。

主 治

適用於脂肪肝、高脂血症、肥胖症。

出 處

《心血管病食療》。

玉米具有溫中開胃、利膽退黃以及降糖、降血脂的作用，能預防動脉硬化，延緩衰老。青椒富含維生素C，能開胃消食。

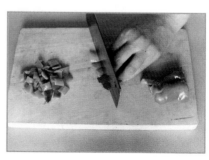

將青椒洗淨，切成丁。

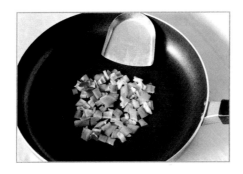

炒鍋加油，燒至七成熱，加入青椒煸炒。

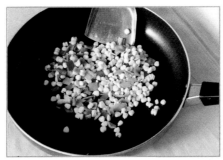

將玉米煮熟，搓下玉米粒，放入鍋中與青椒共炒至熟，加調味品。

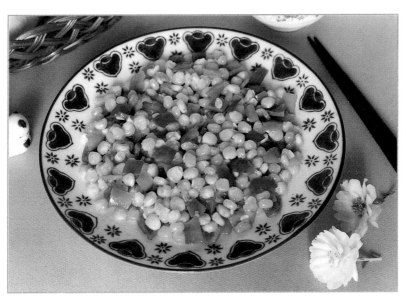

3 苦瓜燒豆腐

配料

苦瓜150克，豆腐100克，花生油適量。

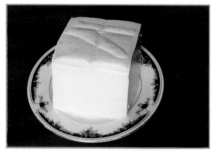

豆腐

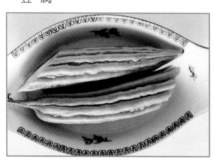

苦瓜

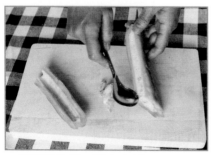

將苦瓜洗淨，刮去內瓢。

製作

先將苦瓜去瓢切片，花生油少許入鍋燒開，然後放入苦瓜用武火炒至七成熟，入豆腐，加少許鹽調味，繼續用武火炒至熟。

用法

每日1次。

功效

苦瓜性味苦寒，具有清熱祛暑、明目解毒之作用，能提高人體免疫功能。此膳方能降糖降脂、清暑滌熱。

主治

適宜於暑熱之季，作為脂肪肝、糖尿病、肥胖症患者的常食之菜。

出處

《中國藥膳大觀》。

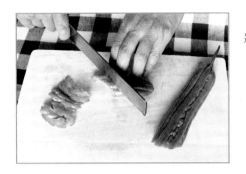

將苦瓜切成薄片

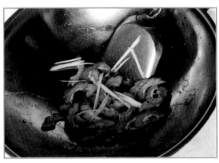

油鍋燒開，放入蔥、薑爆鍋，下苦瓜武火炒至七成熟，加入豆腐塊，稍炒，加少許鹽調味。

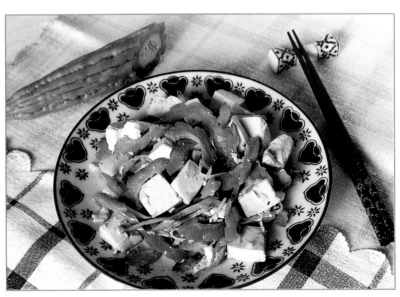

4 金銀花粥

配 料

　　金銀花30克，粳米50克，白糖適量。

製 作

　　將金銀花洗淨，放入沙鍋中煎煮20分鐘，過濾。將粳米淘洗乾淨，放入鍋中，加入煮好的金銀花，小火煮至將沸時加入洗淨的金銀花，再煮二三沸，加入白糖即成。

用 法

　　每日1次。

功 效

　　降脂降壓，清熱解毒。

主 治

　　適用於脂肪肝、高脂血、高血壓的病症。

出 處

　　《四季保健食譜》。

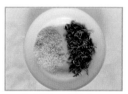
金銀花、粳米。

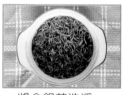
將金銀花洗淨

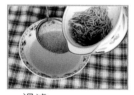
過濾

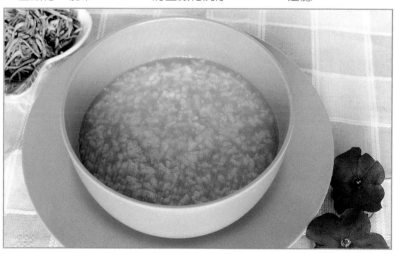

5 薏米粥

配料

薏米 60 克。

製作

將薏米洗淨，加水適量，煮爛成粥，待涼溫用。

用法

每日 1 劑，1 次服完。

功效

利濕、降脂。

主治

適用於脂肪肝。

出處

《中醫肝膽病學》。

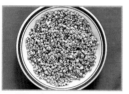
薏 米

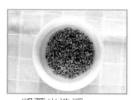
將薏米洗淨

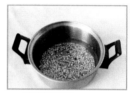
煮爛成粥

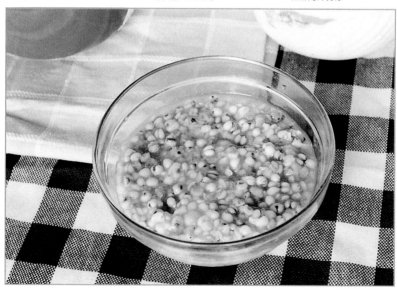

⑥ 黑木耳燒豆腐

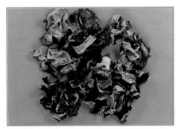

黑木耳

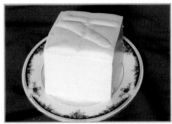

豆 腐

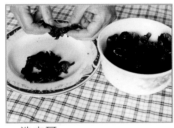

洗木耳

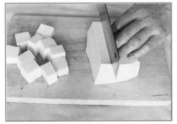

將豆腐切成小塊

配 料

　　黑木耳30克，嫩豆腐250克，植物油、葱花、薑末、料酒、清湯、醬油、精鹽、味精、胡椒粉、濕澱粉、麻油各適量。

製 作

　　先將黑木耳擇淨雜質，用清水發透，撈出，備用。將豆腐用清水漂洗後，入沸水鍋焯一下，切成小方丁，待用。鍋置火上，加植物油燒至六成熱，投入木耳爆炒至發出噼啪響聲，再加豆腐丁，邊爆炒邊加葱花、薑末，烹入料酒，加少許清湯，改用中火煨燒20分鐘，視燒鍋內水量可適量加清湯，並加醬油、精鹽、味精、胡椒粉等作料，用濕澱粉勾薄芡，淋入麻油即成。

用 法

　　佐餐當菜，隨意服食。

功 效

　　益氣補血、通脈降脂。

主 治

　　適用於脂肪肝、高血脂。

出 處

　　《防治脂肪肝》。

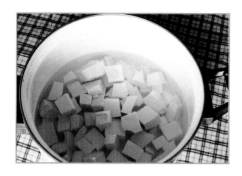

將豆腐塊放入清水中漂洗後，入沸水中焯一下。

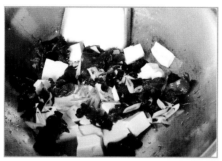

油鍋燒熱，放入木耳炒至發出噼啪響後，加入豆腐丁，加湯，放調味料，勾芡出鍋。

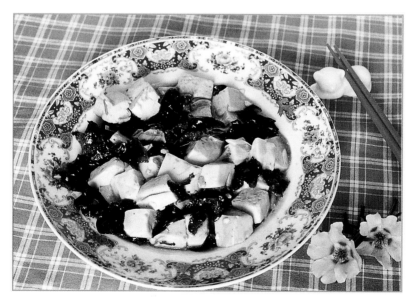

7 冬瓜草魚湯

配料

冬瓜500克，草魚250克，料酒、精鹽、葱段、薑片、生油各適量。

製作

將草魚洗淨，冬瓜去皮，切塊。炒鍋加油燒熱，放魚稍煎，加入料酒、冬瓜、精鹽、葱、薑、清水，煮至魚熟爛。待入味，揀去葱、薑即出鍋。

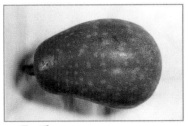

冬 瓜

用法

佐餐食用。

功效

《食療本草》中載"欲得體瘦輕健者，則可常食之。"可見冬瓜減肥降脂功效。草魚乃是高蛋白低脂肪肉類，中醫認為其可平肝祛風，強壯身體。二味合用其功效顯而易見。

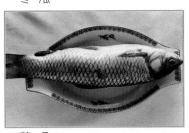

草 魚

主治

適用於肥胖症、脂肪肝。

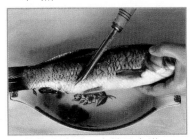

將草魚洗淨，去鱗及內臟。

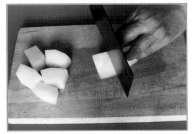

將冬瓜洗淨，去皮，切塊。

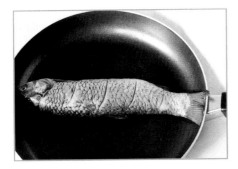

油鍋燒熱，放
入草魚將兩面煎
黃。

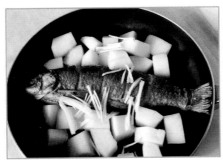

放入冬瓜塊、
各種調味料及
水，煮至魚爛
熟，出鍋。

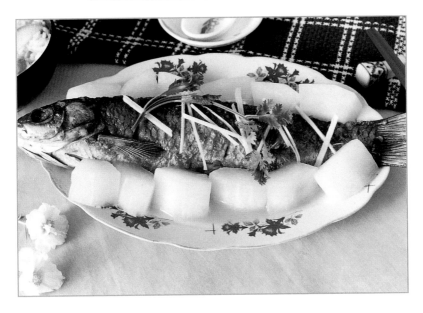

8 香菇炒油菜

配料

油菜200克，香菇50克，植物油5克，薑、葱、醬油、料酒、味精、精鹽、澱粉各少許。

製作

將香菇一切兩半，油菜切段，薑、葱切成末，將油菜、香菇焯一下撈出，瀝水，鍋放火上，加油，油熱時放葱、薑熗一下鍋，加入醬油、料酒、味精、鹽，再放入香菇、油菜，大火燒開，小火煨透，勾芡，即可盛盤。

用法

佐餐食用。

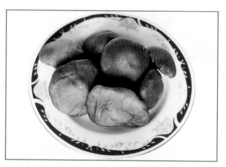

功效

降血脂。

主治

可作為脂肪肝患者的常用菜。

出處

民間方。

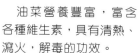

香菇營養豐富，味道鮮美，具有良好的降血脂作用。

油菜營養豐富，富含各種維生素，具有清熱、瀉火，解毒的功效。

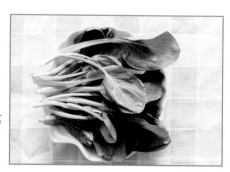

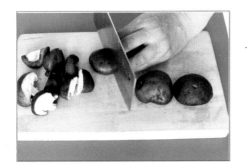

將洗淨的香菇
一切兩半

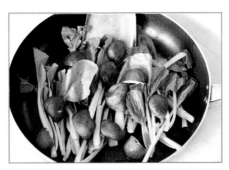

油鍋燒熱，放
薑蔥爆鍋，加入
醬油、料酒、味
精、鹽，再入香
菇、油菜，大火
燒開，小火煨
透，勾芡出鍋。

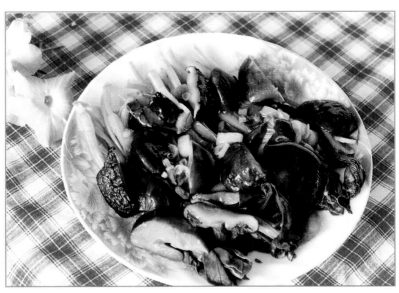

9 丹參山楂蜜飲

配料

　　丹參15克，山楂15克，檀香9克，炙甘草3克，蜂蜜30克。

製作

　　將上述四種材料加水煎煮後，去渣取汁，調入蜂蜜，再煎幾沸即成。

用法

　　每日分兩次飲服。

功效

　　理氣活血、健脾消積。

主治

　　適用於脂肪肝。

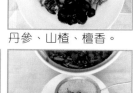
丹參、山楂、檀香。

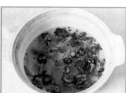
放入材料煎煮

去渣取汁

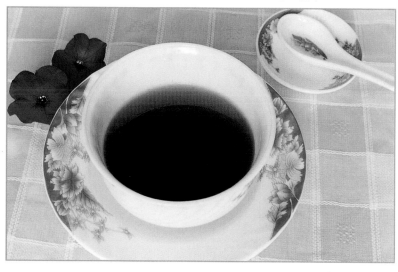

10 茯苓薏米粥

配 料

薏米 60 克，茯苓 30 克，山楂肉 15 克。

製 作

將茯苓、山楂肉共煮 30 分鐘，過濾，用濾液煮薏米至熟止。

用 法

可經常適量服食。

功 效

健脾、化濕、祛瘀。

主 治

適用於脂肪肝。

出 處

民間方。

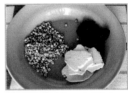

薏米、茯苓、山楂肉。

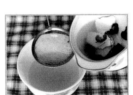

過 濾

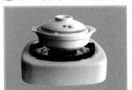

放入材料煎煮

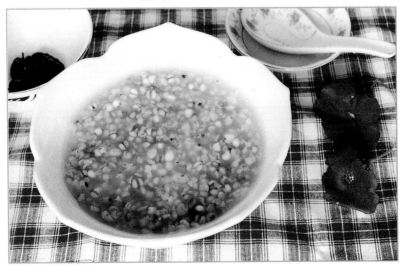

1 炒雙菇

配料

水發香菇100克，鮮蘑菇100克，醬油、白糖、味精、水澱粉、豆油、鮮湯、黃酒、薑末、麻油各適量。

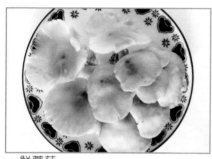
鮮蘑菇

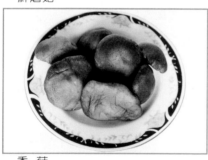
香 菇

製 作

將水發香菇去蒂洗淨，切成薄片，鮮蘑菇洗淨切片。先將鍋燒熱，用油滑鍋後，放入生油，將雙菇翻鍋煸炒後，放醬油、糖、黃酒，繼續煸炒，使之入味，加鮮湯，燒滾，放味精，用水澱粉勾芡，淋上麻油，裝盤即成。

用 法

佐餐食用。

功 效

降脂，軟化血管。

主 治

適用於脂肪肝、高脂血、血管硬化的病症。

出 處

《心血管病食療》。

特 點

尋常菜餚，功效非常。平常之中取不平常之效果，日久服食方能領略個中奧妙。

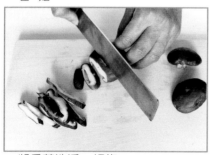
將香菇洗淨，切條。

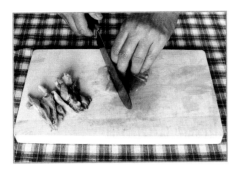

將蘑菇洗淨，
切成薄片。

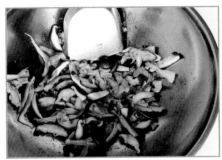

油鍋燒熱，
將香菇、蘑菇
放入鍋中煸
炒，加入調味
料，炒至菇
熟。

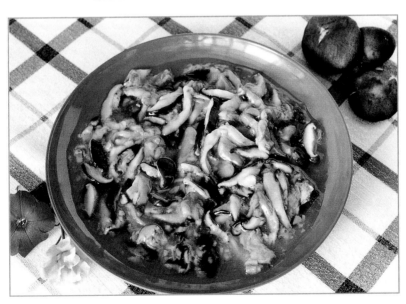

② 鳳翅海參

配 料

水發海參500克，雞翼400克，植物油、鮮湯、醬油、葱、薑、精鹽、味精、料酒、麻油、濕澱粉各適量。

製 作

將雞翼洗淨，每隻砍成三段，海參用斜刀切成片，洗淨後入

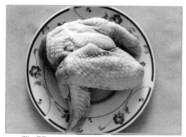

雞 翼

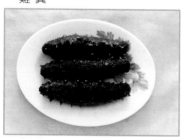

海 參

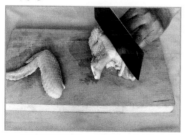

將雞翼洗淨，切塊，用沸水焯一下，備用。

沸水中略煮，撈出。將部分鮮湯、精鹽、料酒放入碗內，倒入海參片，浸泡10分鐘，葱、薑洗淨，待用。炒鍋置旺火上，下植物油燒熱，下雞翼、薑、葱煸乾水氣，加精鹽、醬油、料酒略炒，加湯後燒沸，改用中火慢燒，至雞翼軟爛時，下海參同燒約3分鐘，去掉薑、葱，將雞翼撈出並放入盤中作底，鍋內用濕澱粉勾芡，加味精、麻油，起鍋倒在雞翼上即成。

用 法

佐餐或隨意食用。

功 效

潤燥、保肝。

主 治

適用於脂肪肝、高血壓、冠心病。

出 處

《心血管病食療》。

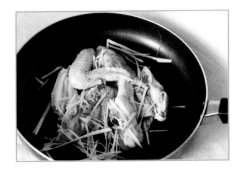

油鍋燒熱，下雞翼、葱薑，加精鹽、醬油、料酒略炒，加適量鮮湯。

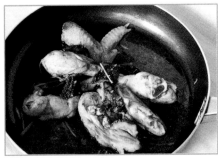

雞翼軟爛時，放入腌好的海參，繼續燒3分鐘，加味精、麻油，出鍋。

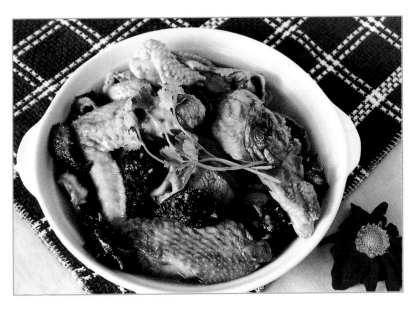

③ 山楂黃精粥

山楂15克，黃精15克，粳米100克，白糖適量。

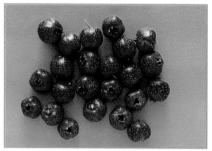

山楂

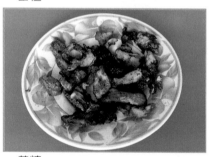

黃精

製 作

選乾淨的山楂、黃精煎取濃汁後去渣，再同洗淨的粳米煮粥，粥成後加入白糖即可。

用 法

溫熱服用，每日2次。

功 效

山楂活血行瘀，降脂；黃精益氣補中，有降血脂及抗動脈硬化的作用，並有降血糖作用。故本膳方對脂肪肝而見脾虛氣弱者，效果較好。屬於攻補兼施之法。

主 治

適用於脂肪肝、高脂血症、動脈硬化。

出 處

經驗方。

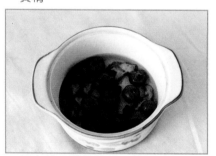

將山楂、黃精洗淨，放入沙鍋中，加水煎煮20分鐘。

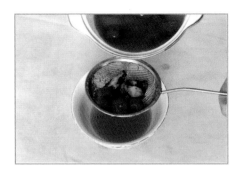

將藥液過濾，
濾液備用。

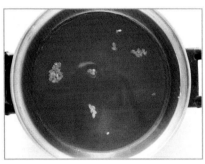

將粳米淘洗
乾淨，放入鍋
中，加入藥液
煮至粥熟，加
入白糖調味。

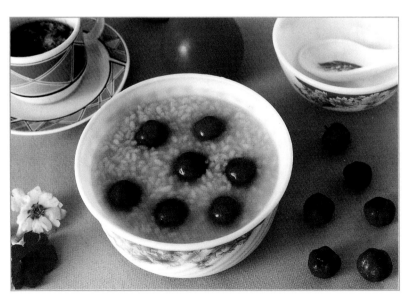

④ 五味銀葉紅棗蜜

配 料

　　五味子10克，銀杏葉30克，大棗10枚。

製 法

　　將五味子、銀杏葉、大棗分別洗淨。將銀杏葉切碎，大棗皮肉撕開，然後一起浸泡在水中兩小時，水量以浸沒為度。如銀杏葉浮起，可加重物壓下。將五味子、銀杏葉、大棗一起倒入沙鍋內，先用中火煎沸後，改用小火約煎1小時，煎至剩下濃汁一大碗時，濾出頭汁。再加冷水三大碗，約煎1小時，至剩下藥液一大碗時，濾出二汁，棄渣。將頭汁、二汁倒入沙鍋內，用小火煎半小時，使藥汁進一步濃縮，再加蜂蜜、冰糖，不要加蓋，約熬煎半小時，離火、冷卻後裝瓶、蓋緊。

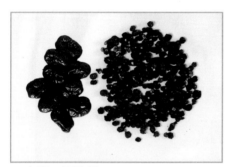

大棗、五味子。

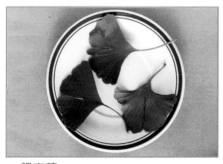

銀杏葉

用 法

　　佐餐服食。

功 效

　　銀杏葉為銀杏樹的葉，含有銀杏黃酮，對高血脂、高血壓、冠心病、心絞痛、腦血管痙攣有效。此膳方能緩肝氣，通血脈，潤燥鬆堅，降低血壓、降低膽固醇。

主 治

　　適用於高血壓、脂肪肝等。

來 源

　　《常見藥用食物》。

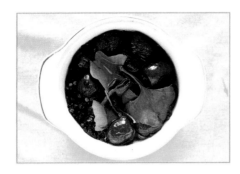

將五味子、銀杏葉、大棗洗淨，放入沙鍋，加水適量煎煮。

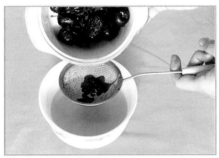

將藥液過濾，並重複3次，合併濾液，置鍋中濃縮，加冰糖、蜂蜜。

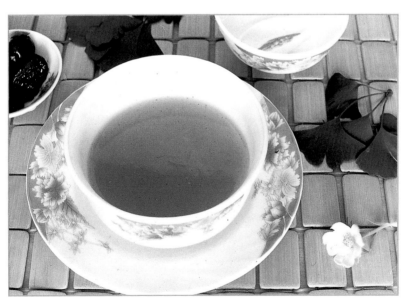

脂肪肝的四季飲食 / 69

5 冬瓜薏米湯

配 料

　　冬瓜 150 克，薏米 50 克。

製 作

　　先將薏米淘洗乾淨，放入鍋中，加適量水煮 50 分鐘，再加入冬瓜塊，至熟為度。

用 法

　　頓食，每日 1 次。

功 效

　　消脂減肥，健脾利濕。

主 治

　　適用於肥胖症、脂肪肝。

出 處

　　民間方。

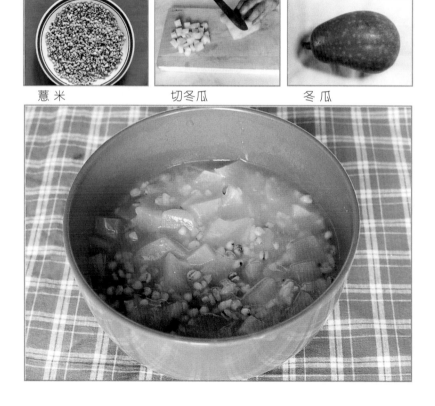

薏 米　　　　　　切冬瓜　　　　　　冬 瓜

6 綠豆海帶粥

配 料

粳米150克，海帶50克，綠豆150克，白糖適量。

製 作

將海帶浸泡，洗淨。分別將綠豆、粳米洗淨，放入沸水鍋，約30分鐘即煮透（煮時需多次用勺攪動鍋底，以防粘鍋），放入海帶，繼續煮5分鐘，用糖調味即成。

用 法

當主食用。

功 效

降脂、降壓、減肥。

主 治

適用於脂肪肝、高血脂、高血壓。

出 處

《心血管病食療》。

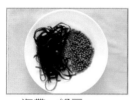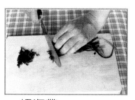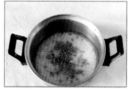

海帶、綠豆。　　切海帶　　放入沸水鍋

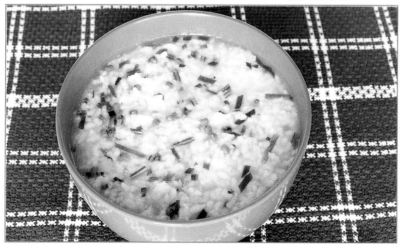

7 釀黃瓜

配 料

黃瓜 500 克，豆腐 150 克，蛋清 2 隻，冬筍 50 克，水發香菇 50 克，精鹽、味精、蔥花、薑末各適量。

製 作

將黃瓜洗淨，順切成兩瓣，再改切成 5 厘米長的大段，然後除去瓜瓤備用。將水發香菇、冬筍去皮洗淨，切成末。豆腐壓碎成泥，放在碗中，入香菇、冬筍、蔥、薑、精鹽、味精、蛋清、麻油調拌均勻。將調好的豆腐泥釀在黃瓜中間，上籠蒸 5 分鐘左右取出。碼在盤中即成。

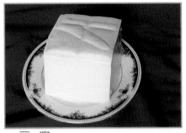

豆 腐

用 法

佐餐食用。

功 效

降脂、減肥。

主 治

適用於脂肪肝、高血脂、肥胖症。

出 處

《心血管病食療》。

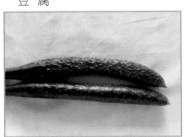

黃 瓜

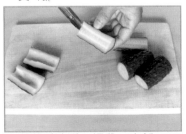

將黃瓜洗淨，切段，去瓤。

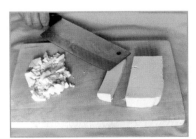

搗豆腐

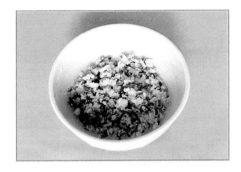

　將香菇、冬筍切成末，與豆腐泥拌成餡，加入蔥末、薑末、精鹽、味精、麻油。

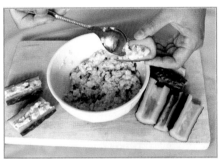

　將豆腐餡釀入黃瓜中，上屜蒸5分鐘。

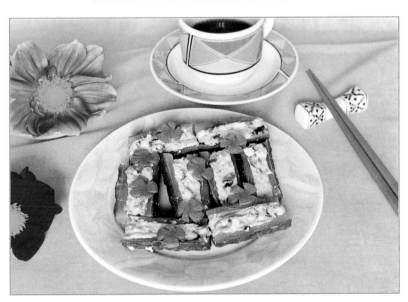

8 芝麻小白菜

配料

小白菜350克，芝麻50克，精鹽、味精、生油適量。

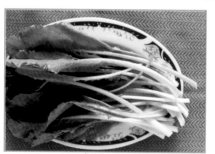

小白菜

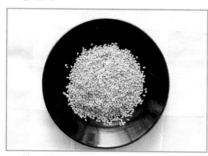

芝麻

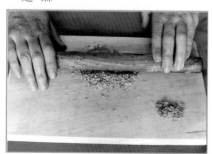

將芝麻炒熟或直接用市售的熟芝麻，碾碎。

製作

將芝麻去除雜質淘洗乾淨，放入鍋中，用小火慢慢炒，當炒至芝麻發香時，出鍋晾涼碾壓成粉屑狀。將小白菜去黃葉、去根，洗淨後瀝水切段。炒鍋放油燒熱，投入小白菜煸炒一段時間後加鹽，直至用旺火炒至熟，放入味精拌勻，起鍋裝盤，撒上芝麻屑即成。

用法

佐餐食用。

功效

降脂、健美、減肥。

主治

適用於脂肪肝、高血脂、肥胖症。

出處

《心血管病食療》。

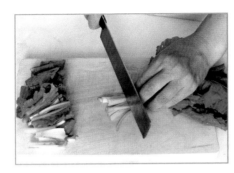

將白菜洗淨，瀝乾水分，切段。

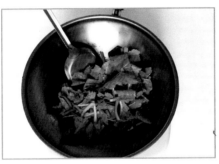

油鍋加熱，放入小白菜煸炒，加少量鹽，再炒至熟，加味精出鍋。

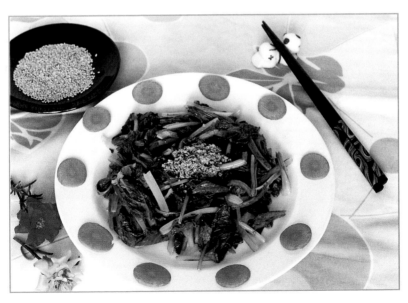

⑨ 首烏芹菜粥

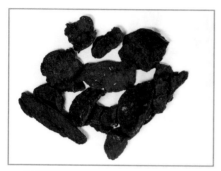

何首烏

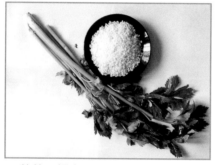

芹菜、粳米。

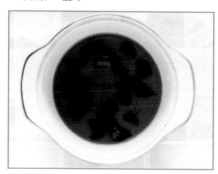

先將何首烏煎煮 20 分鐘

配料

　　何首烏 25 克，芹菜 50 克，瘦肉末 25 克，粳米 50 克。

製作

　　將何首烏加少量水熬取濃汁後去渣，加水與粳米同煮成粥，等粥將好時加入瘦肉末、芹菜（剁成碎末）同煲至粘稠，加鹽調味即可食用。

用法

　　隨意按食量大小。

功效

　　經臨床實驗證明，何首烏能使血中高膽固醇快速下降至正常水平，且有抗衰老作用；芹菜有明顯的降壓作用和降低膽固醇作用，煮粥常食，對脂肪肝有較好作用。

主治

　　適用於脂肪肝、高脂血症。

出處

　　《心血管病食療》。

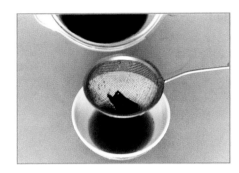

煮好的何首烏，
過濾，濾液備用。

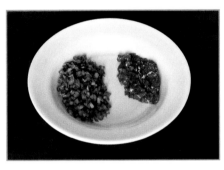

將芹菜切
碎，與肉末放
入煮粥鍋中，
煮粥用的水應
為藥液。粥熟
後，再加調味
品。

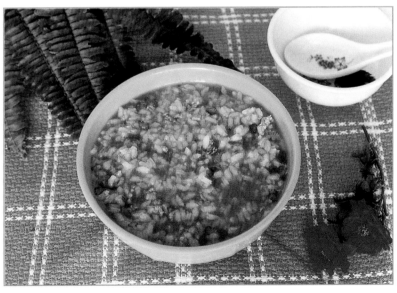

10 沙參枸杞粥

配 料

　　沙參 20 克，枸杞子 20 克，粳米適量。

製 作

　　先煎沙參，取其汁液，再與粳米、枸杞子同煮成粥，最後待粥快熟時，調入適量的白糖即可食用。如無沙參，只用枸杞子也可。

用 法

　　每日服 1 次，連續食用半個月～1 個月。

功 效

　　理氣止痛。

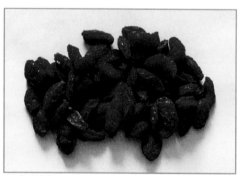

枸杞子

主 治

　　適用於脂肪肝。

出 處

　　《中華臨床藥膳食療學》。

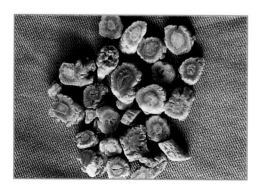

沙 參

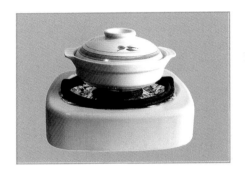

先將沙參放沙
鍋中煎煮，取其汁
液，待用。

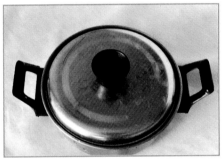

再將其與
粳米、枸杞
子同煮成
粥。

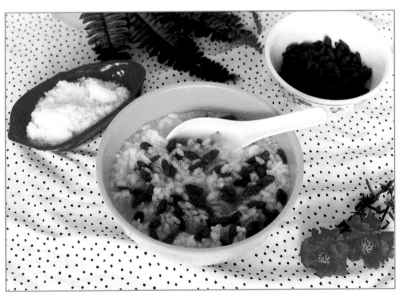

脂肪肝的四季飲食 / 79

11 丹紅黃豆汁

配料

丹參100克，紅花50克，黃豆1千克，蜂蜜、冰糖、黃酒適量。

製作

將黃豆洗淨，用冷水浸泡1小時，撈出入鍋，加水旺火燒開，加黃酒少許，小火煮至濃汁，濾出豆汁；將丹參、紅花分別用冷水浸泡1小時，中火燒開，小火煎半小時，如此煎兩次，濾出藥汁合在一起。將黃豆汁、藥汁混合，加入蜂蜜、冰糖，蒸兩小時，冷卻裝瓶。

用法

每日2次，每次1匙，飯後1小時服。

功效

活血化瘀、健脾益氣。

主治

適用於脂肪肝。

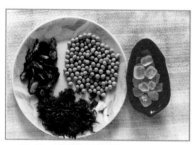

丹參、紅花、黃豆。

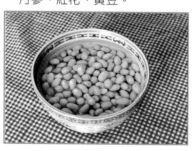

將黃豆洗淨，用冷水浸泡。

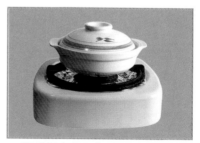

將黃豆入鍋，加水以旺火燒開，加黃酒少許，小火煮至濃汁，濾出。

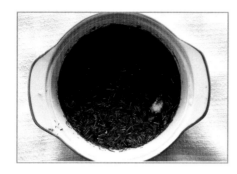

將丹參用冷水
浸泡 1 小時，中
火燒開，小火煎
半小時，然后煎
成藥汁。

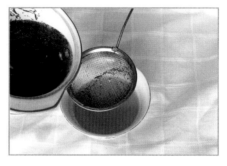

濾出藥汁

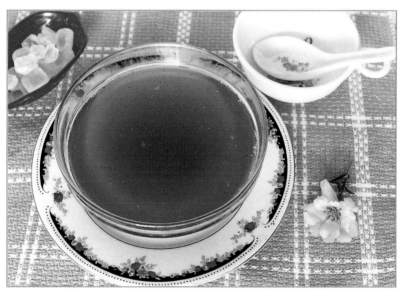

12 降脂粥

配料

新鮮小米100克，粳米50克，綠豆30克，赤小豆30克，薏米30克，枸杞子10克。

製作

以上各種材料先揀去雜質，分別洗淨，鍋中加水約1500毫升，先放綠豆、赤小豆、薏米，鍋開後中火煮30分鐘，加入粳米、小米（水少時可適當添加），慢火熬煮，待粥將熟時加入枸杞子，出鍋即成。

用法

根據食量隨用。

功效

降脂、減肥、利尿。

出處

民間方。

特點

色澤多彩，甘甜香糯，補脾益腎，滲濕除痰，降脂減肥。可常食。

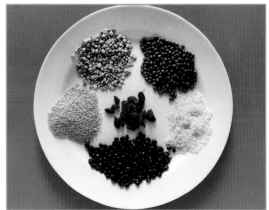

粳米、綠豆、薏米等。

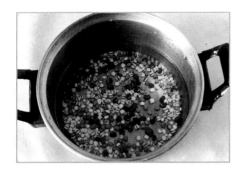

將綠豆、赤
小豆、薏米洗
淨，放入鍋中先
煮30分鐘。

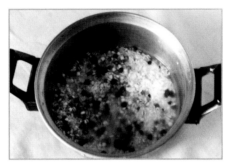

再加入小
米、粳米，適
當加些水，慢
火熬煮至米
熟，再加枸杞
子、白糖。

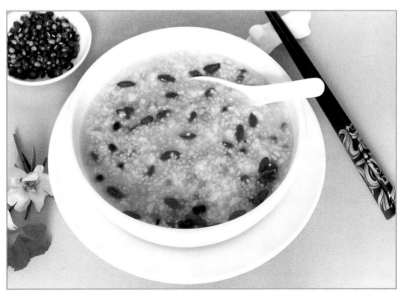

冬季飲食

① 首烏黑豆燉甲魚

配料

何首烏30克，黑豆60克，甲魚一隻，大棗3枚，薑、精鹽各適量。

製作

將甲魚宰殺，去內臟，洗淨切塊，略炒備用，甲魚血可生飲或加工食用。將甲魚塊、黑豆、何首烏、大棗及薑一起隔水燉熟，調味後即可食用。

用法

吃甲魚肉、飲湯，佐餐食用。

功效

現代醫學研究認為何首烏能從膽固醇的吸收代謝等多方面防

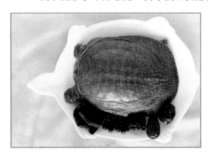

治高脂血症及動脈硬化，並能降低血液的高凝狀態，與補腎滋陰之黑大豆、甲魚合用，對肝腎陰虛之脂肪肝效果較好。

甲魚、黑豆、大棗。

主治

適用於高血脂、脂肪肝。

出處

經驗方。

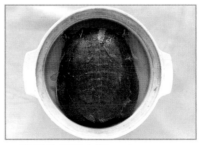

將甲魚用開水燙一下。

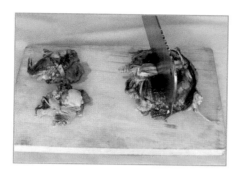

將燙好的甲魚，
揭去硬殼，切塊。

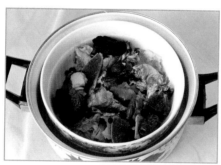

將甲魚塊、
黑 豆 、 何 首
烏 、 大 棗 及 生
薑 一 起 隔 水 燉
熟。

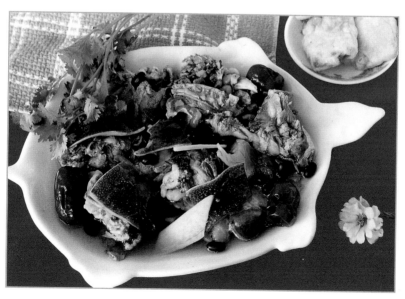

2 竹筍燉雞條

配 料

鮮竹筍500克，雞肉250克，大蔥兩根，薑片、料酒、白糖、精鹽、味精、植物油、雞湯各適量。

製 作

將鮮竹筍剝去外殼，洗淨，入開水中汆煮10分鐘，漂入清水中1小時，粗的對剖，切成4厘米長的條狀。雞肉切成4厘米長、2厘米寬的條狀。薑、蔥洗淨，薑拍破，蔥切段。將鍋置中火上，炒鍋放油，油熱後放油燒至五成熱時，放入雞肉炸熟。放入筍條煸炒，加雞湯兌成鮮湯，放入雞肉條燒開，烹入料酒，放入精鹽及薑、蔥，燒至竹筍熟時揀出，下白糖、味精調味即成。

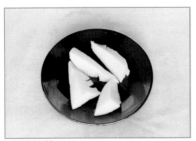

鮮竹筍

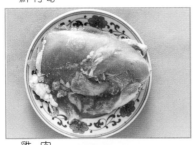

雞 肉

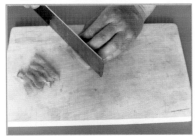

將雞肉洗淨切成條狀

用 法

佐餐食用。

功 效

雞肉味道鮮美，營養豐富；竹筍能清熱化痰，消食和中，具有減肥作用。

主 治

適用於肥胖型脂肪肝。

出 處

民間驗方。

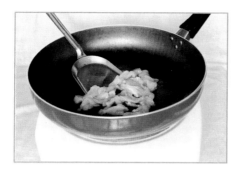

油鍋燒至五成熟時，放入雞肉炸熟。

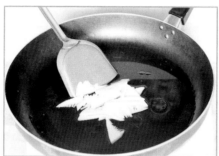

炒鍋放油，油熱後，下筍條煸炒，加雞湯，下雞條，加葱、薑及調味品。

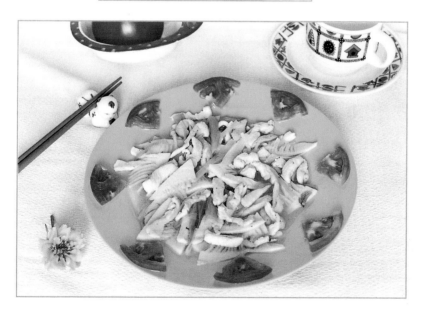

3 香菇蒸帶魚

配 料

香菇20克，帶魚100克，薑片、蔥段、精鹽、味精各適量。

製 作

將帶魚洗淨，切塊裝入蒸碗中，香菇泡發洗淨，切條，放入帶魚碗中，加薑片、蔥段、精鹽、味精，上籠蒸透。

用 法

佐餐或單食。

功 效

帶魚脂肪由多種不飽和脂肪酸組成，有降壓及降膽固醇的作

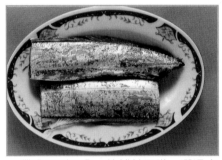

用，與降血脂之香菇合用，對治療和預防脂肪肝均有效用。

主 治

適用於脂肪肝兼高血壓者。

出 處

《食用菌飲食療法》。

帶魚又叫刀魚，能補益五臟，潤滑皮膚。具有降脂和美容功效。

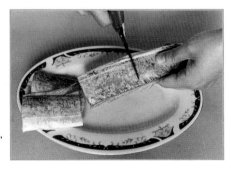

將帶魚洗淨，洗去內臟，剪成段。

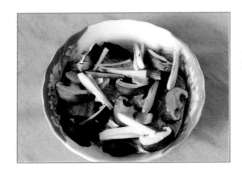

將魚段、香菇條放入碗中,加薑片、蔥段、精鹽、味精。

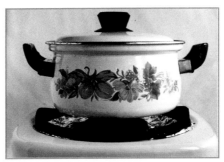

將裝有帶魚的碗放入蒸鍋,上鍋蒸30分鐘。

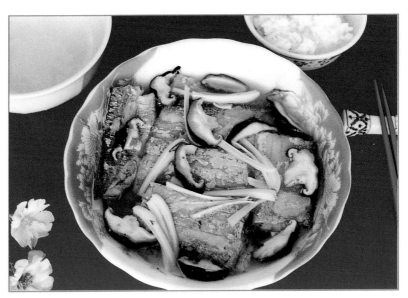

4 番茄煮牛肉

配料

鮮番茄450克，牛肉100克，油、鹽、糖適量。

製作

將番茄洗淨切塊，牛肉切成塊。在鐵鍋內放入適量食油，待八成熱時，放入牛肉塊炒至八分熟，加適量鹽及番茄炒，可加少許水，放入糖同煮至熟即可。

用法

佐餐食用。

功效

番茄內含有"醬茄素"，具有結合人體膽固醇代謝、興奮平滑肌的作用；牛肉脂肪少，膽固醇低，具補中益氣作用。二味合用，能降脂而補益。

主治

適用於脂肪肝有脅痛者。

出處

民間驗方。

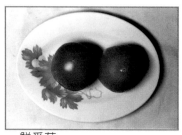

鮮番茄

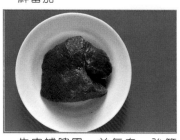

牛肉補脾胃，益氣血，強筋骨，味道鮮美，營養豐富；番茄富含維生素，具有健脾開胃，生津止渴的作用。

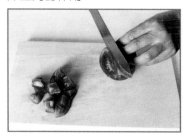

將番茄洗淨，切塊。但要注意，從市場上買回來的番茄一定要用水泡一泡，以消除上面的催熟劑和農藥。

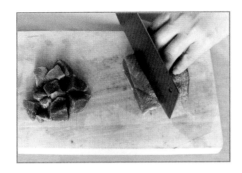

將牛肉洗淨，切成塊狀。

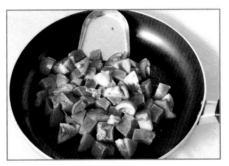

油鍋加熱，放牛肉燉至八分熟，加適量鹽及番茄，燉熟。

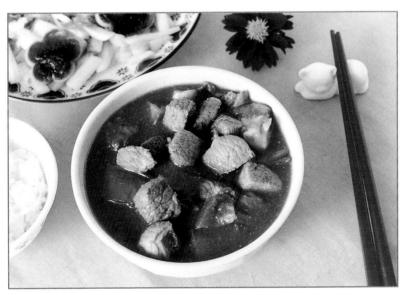

5 山藥枸杞蒸雞

配 料

淨母雞一隻（約1500克），山藥40克，枸杞子30克，鮮香菇、火腿、筍片各25克，料酒50克，高湯1000克，調料適量。

製 作

將淨母雞去爪，剖開脊背，抽去頭頸骨留皮，入沸水鍋內汆一下，取出洗淨血穢；山藥去皮，切成長7～10厘米的縱片；枸杞子洗淨。雞腹向上放在湯碗內，諸料鋪在雞面上，加入料酒、精鹽，味精、清湯，上籠蒸2小時至雞肉熟爛。

用 法

隨意飲食。

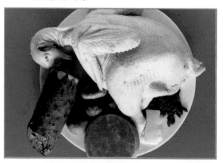

雞肉營養豐富，味道鮮美，如果是家養的雞，就更具有營養價值了。

功 效

補肝腎、益精血。

主 治

適用於營養不良性脂肪肝。

出 處

《滋補保健藥膳》。

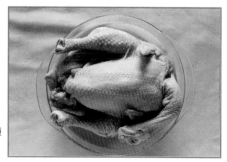

將雞洗淨，放入沸水中焯一下。

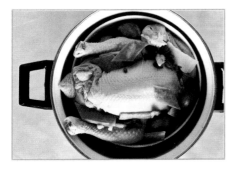

將雞放入蒸盆，
山藥洗淨，削皮，
切片。將山藥、枸
杞子也一同放入蒸
盆內。

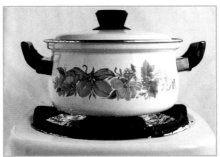

蒸盆中加入
料酒、精鹽、
味精、清湯，
上鍋蒸 2 小時
至雞肉熟爛。

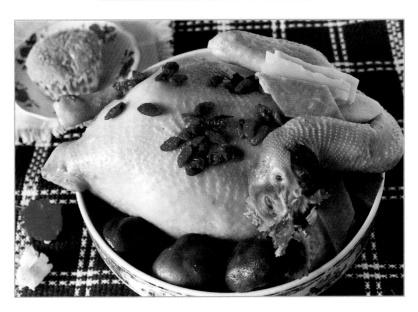

6 枸杞燒牛肉

配料

　　枸杞子30克，牛肉500克，奶油50克，胡蘿蔔2個，馬鈴薯3個，洋蔥5個，嫩豌豆一把，番茄汁1杯，各種調味料隨自己喜好加用。

製作

　　將牛肉切成小塊，撒上鹽與胡椒粉，再加上面粉拌勻，放入奶油，在已燒熱的鍋裏炒成茶色，然後將兩個切片的洋蔥加入共炒，隨即倒入番茄汁，並放熱水4碗，把枸杞子加入，上蓋煮開後改用極弱的火保持微沸，煮約2小時，在此間前後加入其他材料：胡蘿蔔、馬鈴薯（切塊）、豌豆，然後加入3個剩餘的洋蔥片，在煮好前20分鐘放鹽，並用3匙麵粉調成糊狀加入湯裏，使其粘稠，離火前根據自己的喜好，再加調料。枸杞子應與菜一同吃下。

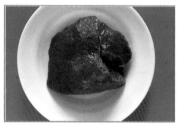

牛　肉

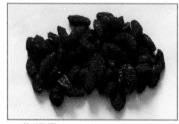

枸杞子

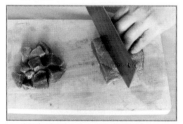

將牛肉洗淨，切成塊狀。

用法

　　佐餐食用。

功效

　　補肝益腎，益精血。

主治

　　適用於酒精性脂肪肝、藥物性脂肪肝或其他慢性肝病而身體較弱者。

出處

　　民間驗方。

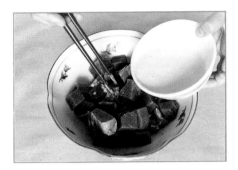

牛肉切成小塊，撒上鹽、胡椒粉，再加麵粉拌勻，放入奶油。

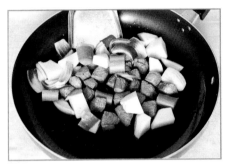

炒鍋加熱，放入牛肉翻炒，加入洋蔥、番茄汁、熱水、枸杞子，蓋上蓋，用文火煮約兩小時，在此期間，加入胡蘿蔔、土豆及調料。

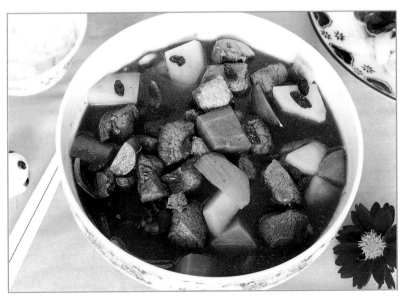

7 薏米鴨肉

配料

　　薏米40克，鴨肉、冬瓜各800克，豬瘦肉100克，生薑15克，蔥10克，料酒30克，精鹽3克，胡椒粉1克，化豬油50克，肉湯約1500毫升。

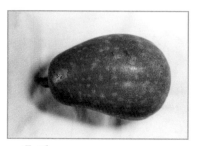

冬 瓜

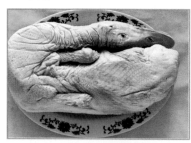

鴨 肉

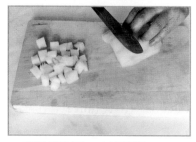

將冬瓜洗淨，去皮切塊。

製 作

　　將鴨肉洗淨放入沸水中汆去血水，切長方塊形。豬肉洗淨，切長方塊形。冬瓜去皮洗淨，切長方塊形。薑洗淨，拍破，蔥洗淨切長段，薏米洗淨，鍋置火上加豬油燒至六成熱，下薑、蔥煸出香味，注入肉湯、料酒，下薏米、鴨肉、豬肉、精鹽、胡椒粉，煮至肉七成熟時，下冬瓜至熟。

用 法

　　佐餐食用。

功 效

　　鴨肉性味甘鹹，營養豐富，具有滋陰養胃，利水消腫的功效。與健脾益氣的薏米、利水減肥的冬瓜一起燉煮，能清熱降脂。

主 治

　　適用於脂肪肝、肥胖症。

出 處

　　《家庭藥膳》。

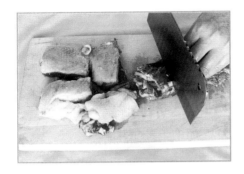

將白條鴨洗淨，
用沸水焯一下，切
成塊狀。豬肉洗
淨，切塊備用。

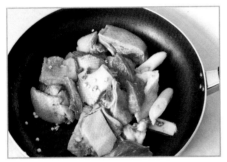

油鍋燒熱，
入蔥、薑煸出香
味，加入肉湯、
料酒，下鴨肉、
薏米、豬肉及調
料，待肉七成熟
時，下冬瓜燉
熟。

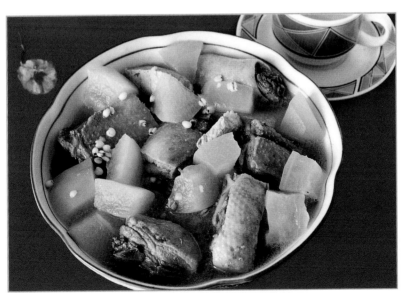

8 夏枯草絲瓜飲

配料

夏枯草30克，絲瓜絡10克（或鮮絲瓜50克），冰糖適量。

製作

將前兩藥水煎取汁約1碗，另將冰糖熬化，再入藥汁，煮片刻即可。

用法

每日1劑，分2次服。

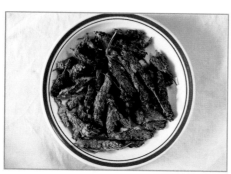

夏枯草為中藥的一種，具有清肝火，散鬱結的作用。絲瓜能清熱涼血，利尿下乳，可以活血消炎，利尿解毒。

功效

夏枯草行肝氣，開肝鬱，降血壓、降血糖；絲瓜通經活絡散結，為治療脂肪肝簡單而有效之方。

主治

適用於脂肪肝。

出處

《百病飲食自療》。

將絲瓜洗淨，削去皮，切成片狀。

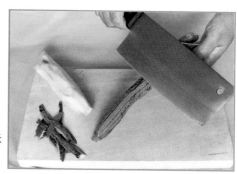

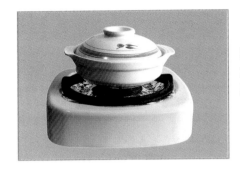

將夏枯草洗淨，放入沙鍋中煎煮30分鐘，取濾液待用。

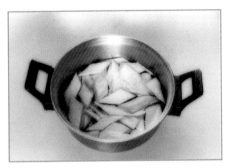

用濾汁煮絲瓜片，煮15分鐘，加冰糖調味。

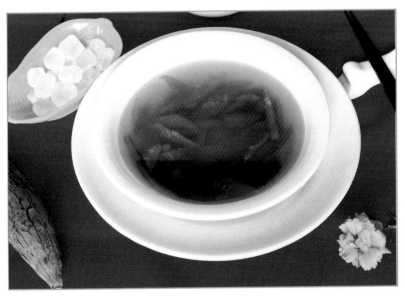

9 黃芪靈芝粥

配料

　　黃芪30克，靈芝10克，粳米100克，陳皮末少許，紅糖適量。

製作

　　將黃芪、靈芝先煎取汁，加入粳米煮粥，至米爛湯稠時，調入陳皮末少許、紅糖適量，稍沸即可。

用法

　　溫熱服食。

功效

　　黃芪為補氣藥物，具有增強免疫功能、促進機體代謝的作用，能保護肝臟，防止肝糖原減少、降血脂、抗動脈硬化。與靈芝合用，可以補脾健胃，保肝、降脂。

主治

　　適用於脂肪肝。

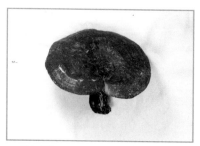

靈芝

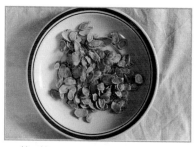

黃芪

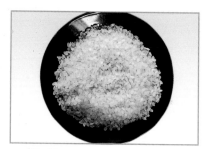

粳米

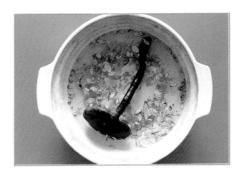

將黃芪、靈芝先
煎煮成汁。

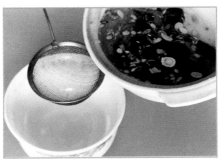

再將其濾液
加入粳米煮粥

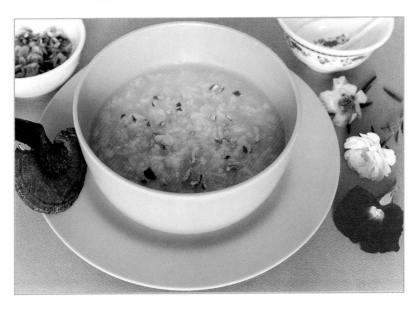

10 杞圓膏

配料

枸杞子、桂圓肉、何首烏各等份。

製作

將枸杞子、桂圓肉、何首烏洗淨，放入沙鍋中，加適量水，用小火多次煎煮，去渣取汁，繼續煎熬濃縮成膏。

用法

每次 1～2 湯匙，沸水沖服。

功效

枸杞子補腎、降脂、保肝；何首烏降脂，降膽固醇；桂圓肉養血安神、補心，用於脂肪肝而心肝腎不足者。

主治

適用於脂肪肝。

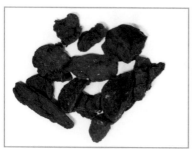

何首烏

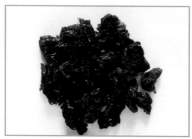

桂圓肉

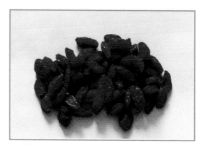

枸杞子

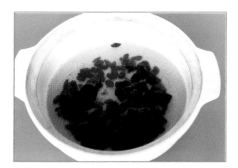

將枸杞子、桂圓肉、何首烏洗淨，放入沙鍋中，用小火多次煎煮。

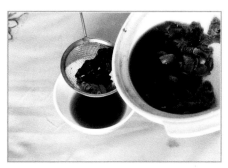

去渣取汁，繼續煎熬濃縮成膏。

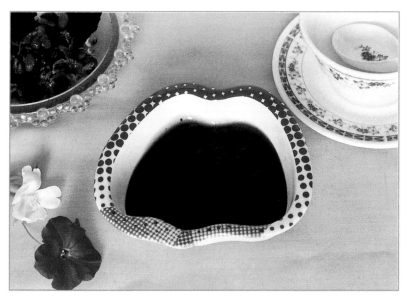

11 赤小豆鯽魚湯

配料

鯽魚 250 克，赤小豆 60 克，大蒜、陳皮、蔥白適量。

製作

將鯽魚洗淨去鱗及內臟，與赤小豆及大蒜、陳皮、蔥白適量共用文火燉熟。

用法

食魚喝湯。

功效

現代醫學研究表明，鯽魚肉中含有水溶性蛋白質和蛋白，魚油中含有較多的二十碳戊烯酸和維生素 A，可降低血液粘稠度，促進血液循環；赤小豆利水減肥，適用於肥胖性脂肪肝和高脂血症。鯽魚營養豐富，味道鮮美，能利水消腫；赤小豆能解毒，消暑。與鯽魚共燉能補濕、消腫、解毒。

主治

適用於肥胖性脂肪肝或伴有高脂血症者。

出處

民間方。

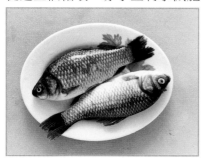

鯽魚

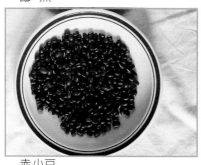

赤小豆

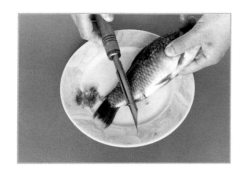

將鯽魚去鱗及內
臟，洗乾淨。

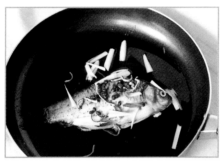

將鯽魚、赤
小豆放入鍋
中，加適量水
及蔥薑，燉至
魚熟。

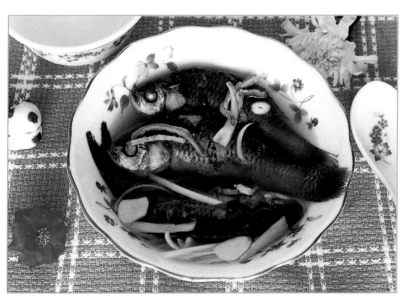

12 陳皮二紅飲

配料

陳皮、紅花各6克，大棗5個（去核）。

製作

將陳皮、紅花、大棗一同放入鍋中，加水煎煮，過濾取汁，煎水。

用法

適量代茶飲服。

功效

陳皮行氣化痰，健脾、消食。紅花活血化瘀，去脂。大棗益氣養血。

主治

適用於脾虛有痰之脂肪肝患者。

出處

民間驗方。

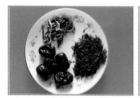
陳皮、紅花、大棗。

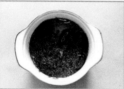
煎煮材料

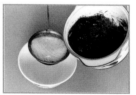
過濾取汁

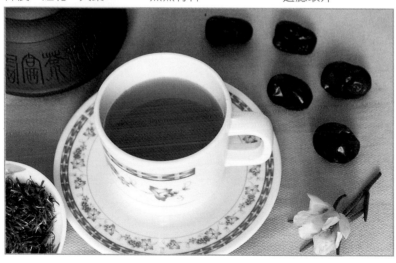